Pflege MANAGEMENT

Ursula Kriesten | Michael Becker

Kommunizieren und Führen in der Pflege – gewusst wie

Stärken erkennen, Kompetenzen schärfen, Verhaltensmuster durchbrechen

Spielerisch einfach kommunizieren – nie wieder Psycho-Spielchen

schlütersche

Dr. Ursula Kriesten, MBA, ist Gesundheits- und Pflegewissenschaftlerin und verfügt seit mehr als 40 Jahren über Berufs- und Führungserfahrung im Bildungsbereich für Pflege- und Gesundheitsberufe. Sie ist Krankenschwester, Lehrerin für Gesundheits- und Pflegeberufe, Master of Business Administration und promovierte in Gesundheits- und Pflegewissenschaften. Über 25 Jahre entwickelte und leitete sie die Akademie Gesundheitswirtschaft und Senioren des Oberbergischen Kreises. Sie lehrt an Hochschulen und arbeitet als Gutachterin, Fachbuchautorin und Beraterin.

Michael Becker fand nach einer Ausbildung und Tätigkeit in der Finanzverwaltung aus Interesse an der Psychologie den Weg in die Sozialpädagogik, die Geragogik und in die Mitarbeit und Verantwortung, sowie Weiterentwicklung sozialer Dienste im Bereich der Altenhilfe. Seit 2012 ist er freiberuflicher Dozent an Akademien für Gesundheitsberufe im Rheinland mit den Schwerpunkten Umgangsformen bei Menschen mit Demenz, Kommunikation und Konfliktbewältigung in sozialen Berufen. 2020 veröffentlichte er ein kleines Lehr- und Bilderbuch über das Thema Demenz.

Irmgard Muhr ist Grafikdesignerin, Illustratorin und Malerin. Sie lebt in Köln (www.atelier-muhr.de).

Drei Leitgedanken:

»Wer kommuniziert, ist sich seiner Wirkungen häufig nicht bewusst, bewirkt allerdings Vielfältiges. Kommunikation ist machtvoll, darf aber nicht zur Machtausübung führen.«

»Du kannst Dein Selbstkonzept mit Killerphrasen in die Katastrophe treiben oder mit Entwicklungssätzen zur starken Kommunikation wachsen lassen.«

»Oberflächliche Kommunikation begegnet uns jeden Tag. Das Nachdenken über Gesagtes, Gelesenes und das, was Du sagen möchtest, hat für die Arbeit mit Menschen höchste Bedeutung.«

Bibliografische Information der Deutschen Nationalbibliothek
Die Deutsche Nationalbibliothek verzeichnet diese Publikation in der Deutschen Nationalbibliografie; detaillierte bibliografische Daten sind im Internet über http://dnb.de abrufbar.

ISBN 978-3-8426-0874-0 (Print)
ISBN 978-3-8426-9135-3 (PDF)
ISBN 978-3-8426-9136-0 (EPUB)

Originalausgabe

Aus Gründen der besseren Lesbarkeit wurde in diesem Buch häufiger die männliche Form gewählt, nichtsdestoweniger beziehen sich Personenbezeichnungen gleichermaßen auf Angehörige des männlichen und weiblichen Geschlechts sowie auf Menschen, die sich keinem Geschlecht zugehörig fühlen.
Autor*innen und Verlag haben dieses Buch sorgfältig erstellt und geprüft. Für eventuelle Fehler kann dennoch keine Gewähr übernommen werden. Weder Autor*innen noch Verlag können für eventuelle Nachteile oder Schäden, die aus in diesem Buch vorgestellten Erfahrungen, Meinungen, Studien, Therapien, Medikamenten, Methoden und praktischen Hinweisen resultieren, eine Haftung übernehmen. Insgesamt bieten alle vorgestellten Inhalte und Anregungen keinen Ersatz für eine medizinische Beratung, Betreuung und Behandlung.

Lektorat: Claudia Flöer, Text & Konzept Flöer
Covermotiv: 3dillustrations – stock.adobe.com
Illustrationen im Buch: Irmgard Muhr
Covergestaltung und Reihenlayout: Lichten, Hamburg
Satz: Sandra Knauer Satz · Layout · Service, Garbsen
Druck und Bindung: Beltz Bad Langensalza GmbH, Bad Langensalza

Inhalt

Geleitwort

»Wie geht es uns denn heute?« oder »Heute ist eigentlich nicht mein Tag.« Kranke Menschen zeigen häufig ein sehr wechselhaftes Verhalten. Sie sind in Krankheit, Sorgen, Unbestimmtheit und Unzufriedenheit gefangen und bedürftig. Pflegende bekommen in ihrem Beruf Verhaltensweisen frei Haus geliefert, die oft unangenehm sind: hilflos, zynisch, arrogant, übergriffig, lügnerisch, weinerlich, wimmernd, bettelnd, neidisch, ungeduldig, eifersüchtig, quengelnd, kämpferisch oder konkurrierend. Das ist eine große Herausforderung für das pflegende Personal.

Die Art und Weise, wie wir kommunizieren und was wir zwischen den gesprochenen Worten »verstecken«, kennzeichnet die Hierarchie in der Pflegebeziehung und das Verhältnis der im Gesundheitssystem arbeitenden Menschen zueinander. Doch diese Hierarchie wird gern verschleiert: Im Team »sitzen wir alle in einem Boot« und im Umgang mit den Patient*innen achten wir darauf, dass »wir jetzt aber alles aufessen«.

Wir reden ständig, hören aber nicht immer, was wir sagen. Wir differenzieren wenig in der Kommunikation und lieben Floskeln wie »Der ist schwierig«. Wie häufig glauben wir zu verstehen, was der andere meint, wissen es aber nicht und fragen auch nicht nach – wir erwarten einfach, dass unsere Vorerwartung erfüllt wird. Wir wissen, wie etwas sein sollte und wie wir es gerne hätten, aber es bleibt dem Zufall überlassen, was wie kommuniziert wird.

Eine offene, patientenorientierte Kommunikation und Information ermöglicht es, Wünsche und Erwartungen der Patient*innen besser kennenzulernen. Sie baut Vertrauen auf, dient zur Einholung von Informationen über Erkrankung und Lebenssituation der Betroffenen. Sie ist Grundlage für die Pflegeplanung und Pflegedokumentation und dient zur Sicherung der Pflegequalität und der Sicherheit des Patienten und der Patient*innen.

Was aber brauchen Führungskräfte, wenn es um kommunikative Kompetenzen geht? Wertschätzende Führungskräfte mit gesunder Führung sorgen für ein gutes Betriebsklima. Sie erkundigen sich regelmäßig bei ihren Mitarbeiter*innen und tauschen sich in persönlichen Gesprächen über Neuigkeiten in ihrem Arbeitsbereich aus. Dabei werden auch neue Informationen über Patient*innen, Konkurrent*innen oder Kooperationspartner*innen weitergegeben oder erfolgreiche Problemlösungen gefunden. Teams, die von ihren Führungskräften über Entscheidungen oder geplante Veränderungen unverzüglich informiert werden, arbeiten vertrauensvoller zusammen. Eine vertrauensvolle Kommunikation zwischen Führungskraft und Mitarbeiter*innen bildet die Basis für eine lernende Organisation, die sich ständig verbessern will und aus Fehlern lernt.

Dieses Buch legt den Fokus auf die Beziehungsebene, das Selbstkonzept und den Kommunikationsstil derjenigen Menschen, die in der Pflege, Behandlung und Führung von Menschen arbeiten, denn Professionalität beginnt erst dann, wenn man mit Menschen, die sich schlecht benehmen, gut kommunizieren kann!

Prof. Dr. Birgitt Killersreiter

Fachhochschule für Ökonomie und Management, Köln

Vorwort

Dieses Buch entstand aus der Idee aufzuschreiben, was wir während 30 Jahren intensiver Kommunikation mit Auszubildenden, Mitarbeitenden, Lehr- und Führungspersonen und Vorgesetzten erlebt haben.

Unser erster Arbeitstitel »Vom starren Selbstkonzept zur starken Kommunikation« resultierte aus den Erfahrungen mit einer Vielzahl von Menschen, die wir situativ wie gefangen in ihren »Ich-Zuständen« und kommunikativen Entgleisungen erlebt haben. Die Entwicklung eines starren Selbstkonzepts (▶ Kap. 4) verhindert flüssige, spielerisch positive, aber auch eindeutige und verständliche Kommunikation. Ein starres Selbstkonzept bewirkt, dass Menschen ihre Kommunikation nicht situativ anpassen können, sondern wie in Beton gegossen nahezu sprachlos werden oder in stereotype Verhaltensweisen verfallen. Du gehst mit guten Absichten in eine Kommunikation und dennoch gelingt sie nicht, manchmal endet sie im Desaster und niemand weiß, warum.

Kommunikationsprozesse auf ihre Entstehung und Wirkung hin zu analysieren, kann bereichernd und wertschöpfend sein. Das gilt im Beruf der Pflegenden als notwendiges und unverzichtbares Muss:

- zu analysieren und zu erkennen, warum Psychospiele durch Ich-Zustände entstehen, oder in Ich-Zuständen enden, kann klärend wirken,
- zu begreifen, dass Strukturen und Rahmenbedingungen Kommunikationsdesaster bewirken und nicht nur das individuelle Verhalten des Kommunikationspartners Grund für das Übel ist, kann entlastend und verzeihend wirken,
- zu verstehen, dass nicht oder schlecht reflektierte Kommunikation zu Entgleisungen und Selbstzerstörung führen kann, hat präventive Wirkung.

Wir laden Dich ein: Lerne Kritik zu formulieren, Rhetoriksätze auseinanderzunehmen und Gründe für Widerstände bei Kollegen*innen zu verstehen. Werde sensibel für Deine eigene Kommunikations-Angst und die Angst Deiner Kommunikationspartner*innen vor Kommunikationsentgleisungen.

Warum entgleist ein Zug? Weichen sind falsch gestellt, die Geschwindigkeit ist zu hoch, menschliches Versagen, das Ziel war nicht klar oder es erfolgte ein abrupter Kurswechsel in die andere Richtung. Ähnlich verhält es sich bei der Kommunikation.

Wir laden Dich ein: Stärke Deine Intuition und Dein Talent zu performen. Optimiere Deine Intuition und Deine emotionale unbewusste Sozialkompetenz zur reflektierten und kommunikativen Kompetenz.

Das Ziel ist, anders und effektiv kommunizieren zu können – Vom Kennen zum Können. Übe die Reflexion – das »darüber nachdenken« und die Kunst, auf sich selbst schauen zu können. Seine Kommunikationskompetenz einschätzen und hinterfragen zu wollen, schafft lebens- und liebenswerte Momente.

Der nicht wissenschaftliche, aber Wissen schaffende Ansatz, dass Kommunikation durch eigenes verbales und nonverbales Handeln gelingen, aber auch misslingen kann, ist wesentlich. Dabei solltest Du wissen: Kommunikation muss nicht perfekt, aber wertvoll und wertschätzend sein. Habe Spaß bei der Entwicklung Deiner kommunikativen Selbstkompetenz – entwickle Dich weiter vom Kennen zum Können – egal, ob in Ausbildung, in Arbeit, privat oder in der Führungsarbeit.

Es mag Dich überraschen, dass wir Dich mit »Du« ansprechen. Wir sprechen Sie/Dich in diesem Buch mit dem »Du« an, um einfacher und verständlicher, ja, sozusagen gewaltfrei mit Dir kommunizieren und um Dich niederschwellig und direkt erreichen zu können. Das »Du« ist in der Pflegeausbildung und in Pflegeteams üblich. Wir möchten mit dem »Du« die Realität Deiner Umgebung nachahmen. Wir hoffen, dies findet Dein Verständnis.

Über Rückmeldungen und eine intensive Kommunikation freuen sich, verbunden mit herzlichen Grüßen

Wiehl und Kürten, im Januar 2022 Ursula Kriesten und Michael Becker

1 Ziel des Buches – Deine Vorabinformationen

Fragst Du Dich manchmal, warum Deine Kommunikation nicht gelingen will? Warum Gespräche anders verlaufen, als Du sie geplant hattest? Warum Du Interaktionsstress hast, obwohl Du diesen nicht bewusst provoziert hast? Du arbeitest in der Gesundheitsversorgung, pflegst Menschen oder engagierst Dich sozial, Du bist in Ausbildung, im Studium, Du bist Mitarbeitender oder Führungskraft? Dann ist es Dein übergeordnetes Ziel, Gesundheit und Teilhabe zu fördern, Lebensqualität zu erhalten und Leid zu verhindern. Um diese Ziele erreichen zu können, bedarf es einer hohen Fachlichkeit und einer ausgefeilten Kommunikationskompetenz.

Pflegende kommunizieren ständig, mit ihren Mitarbeitenden, den Angehörigen, in komplexen Familiensystemen, in Teams und interdisziplinären Berufsgruppen. Sie kommunizieren mit Patient*innen/Klient*innen/Bewohner*innen zu geplanten Pflegeinterventionen, zu Lebensentwürfen und zu Themen wie Geburt oder zum bevorstehenden Tod. Sie reagieren auf Gefühle wie Freude, Angst oder Trauer. Sie spenden Trost und Mitgefühl. Sie informieren, beraten, klären auf und vermitteln.

Unglücklicherweise laufen viele Kommunikationen nach Schema F ab: Der eine ordnet an, der andere führt aus (oder auch nicht). Der eine kritisiert, der andere keilt zurück (oder macht gar nichts). Zu pflegende Personen fühlen sich missverstanden, überrumpelt oder nicht beachtet. Sie sind erschrocken über die Art und Weise, wie mit ihnen gesprochen wird. Herkömmliche Kommunikationsratgeber helfen da nur bedingt weiter.

In diesem Buch geht es um Kommunikationskompetenzen, die sich auf Dich als Pflegeperson beziehen, im Zusammenwirken mit dem zu pflegenden Menschen, ihren Angehörigen und allen Mitwirkenden am Pflegeprozess. Pflegerische Kommunikationskompetenz ist immer gerahmt von pflegerischem Handeln, Interventionen, die geplant und umgesetzt werden und von institutionellen und gesellschaftlichen

Rahmenbedingungen. Pflegerische Kommunikation ist hoch komplex, herausfordernd und anspruchsvoll. Dieses Buch möchte einen Beitrag leisten, um diesen Ansprüchen gerecht werden zu können.

Info

Wir gehen nicht auf die Grundlagen der Kommunikation ein, wie das »4-Ohren-Modell«, das »Sender-Empfänger- Modell«, die »5 Axiome von Paul Watzlawick« oder die »Transaktionsanalyse« usw. (Dazu gibt es ausreichend Literatur). Diese Grundlagen solltest Du zuvor oder parallel zu diesem Buch kennenlernen und vertiefend bearbeiten.

Dieses Buch ist anders, leichter und ausschnittweise lesbar, strikt praxisnah, kompakt, mit Checklisten und Selbsttests, die Dir sofort weiterhelfen, wenn es in der Kommunikation mal hakt.

Kurzum:

- Unsere Sprache ist leicht, humorvoll und intergenerationell.
- Unsere Gliederung ist praxisnah, mit vielen Beispielen und Checklisten aus der Welt der Pflege.
- Dein Gewinn: Du entdeckst Dein individuelles Talent zur Kommunikation, lernst Stolperfallen kennen, reflektierst Dein Selbstkonzept, kommunizierst mit dem Drei-E-Kommunikationsmodell der Balance und wirst so sicherer in der Kommunikation und der Führung. Insbesondere ist das Drei-E-Modell von hoher Bedeutung bei der Kommunikation mit Klient*innen, Kund*innen und Angehörigen.

1.1 Entdecke Dein Kommunikationstalent

Du benötigst eine störungsfreie und ungehinderte Kommunikation, um Personen erreichen, begleiten, beraten und führen zu können. Kommunikation ist im Modell von Sender und Empfänger leicht zu verstehen, aber zwischenmenschlich schwer kompetent umzusetzen. Oft hindert Dich ein starres Selbstkonzept (▶ Kap. 4), bedingt durch die erlernten Verhaltensmuster Deiner Erziehung und Sozialisation. Das führt dazu, dass Dein Talent zur Kommunikation ungenutzt in Dir schlummert, versteckt unter einem möglicherweise (zu) schwachen Selbstwertgefühl. Dieses Talent, Dein Talent, wollen wir durch dieses Buch wecken. Wir laden Dich ein: Entwickle Deine Kommunikationskompetenz.

1.2 Kommunikation – typisch, typisch

Du findest in diesem Buch eine Reihe von Karikaturen, die von der Künstlerin und Grafikerin Irmgard Muhr erstellt wurden[1]. Die Karikaturen sollen zeigen und verdeutlichen, in welchen erlernten Verstrickungen Du selbst und Deine Kommunikationspartner*innen verhaftet sind.

Bist Du eher Utopist oder Miesmacher, eine Drama-Queen oder eine Power-Lady? Hast Du dazu bereits einen Selbsttest gemacht? (▶ Kap. 6.2) Wenn Du z. B. eine Drama-Queen bist, dann mache Dir das bewusst und steuere dagegen. Bei der Vorstellung der einzelnen Kommunikationstypen im Team geben wir Dir einige Hinweise, wie Du Kommunikationstypen erkennst und gezielt ansprichst (▶ Kap. 6.3).

Wenn Du in der Führung tätig bist: Hast Du auch Montags-Muffel, Quartalskritiker, Pharisäer, Schmarotzer und Besänftiger um Dich herum? (▶ Kap. 6.3) Fragst Du Dich manchmal, wie Du mit all den unterschiedlichen Charakteren und Kommunikationsextremen umgehen sollst? Um Dich herum wimmelt es von Persönlichkeiten, die Dich herausfordern. Und in diesem Getümmel sollst Du eine Beziehung zu Deinen zu pflegenden Menschen aufbauen und professionell kommunizieren. Das ist herausfordernd und bedarf der Reflexion und Übung.

Die Karikaturen sollen nicht stigmatisierend wirken, sondern überzeichnet veranschaulichen, wie prägend Selbstkonzepte von Kommunikationspartner*innen sein können und wie unterschiedlich die Wirkungen der Kommunikationstypen sind. Sie sollen zudem verdeutlichen, wie Kommunikation funktioniert, auf welche Muster Menschen reagieren und warum wir oft so kompliziert und unreflektiert kommunizieren. Schubladendenken soll überwunden werden, indem stereotypes Kommunikationsverhalten reflektiert wird.

Die Kommunikationstypen sind hier als Stereotype dargestellt, die Dir in dieser »Reinform« eher selten begegnen werden. Du befindest Dich häufig in einer bunten Mischung der Expert*innen, Unterstützer*innen, aber auch Zerstörer*innen und Verhinderern guter Kommunikation. Ziel ist es, aus den Darstellungen zu lernen und Dein Selbst zu einer guten Identität zu formen – mit dem Talent, das Ganze gut zu performen.

[1] Irmgard Muhr ist Grafikdesignerin, Illustratorin und Malerin. Sie lebt in Köln. www.atelier-muhr.de

1

Wir laden Dich ein: Lerne interessante Charaktere kennen, lasse Witz und Humor zu, analysiere Prozesse und komme im Selbst nach vorne.

Im Buch begleiten Dich zwei »Kolleg*innen aus der Praxis: Yoko, eine 22-jährige Auszubildende, die ihre Ausbildung nach dem Pflegeberufegesetz begonnen und nun das erste Jahr absolviert hat. Yoko berichtet aus ihren vielfältigen Kommunikationserfahrungen mit zu pflegenden Menschen, mit Auszubildenden, Mitarbeitenden und mit Leitungs- und Führungspersonen. Sie berichtet von ihren Erfahrungen, von ihren Entwicklungen, aber auch von ihren Rückschlägen bei der Optimierung ihrer Kommunikationskompetenz.

Außerdem begleitet Dich die 52-jährige Astrid, die als Pflegedienstleiterin in einer stationären Pflegeeinrichtung arbeitet. Sie hat 30 Jahre Pflege- und Führungserfahrung. Aber auch sie ist nicht davor gefeit, immer wieder in Kommunikationsfallen zu tappen.

2 Pflege ist Kommunikation – Deine Herausforderungen und Ressourcen

In diesem Kapitel erfährst Du, welchen Herausforderungen Du als Pflegende*r gegenüberstehst und welche Bedeutung Kommunikation und Beziehung im zwischenmenschlichen Miteinander und speziell im Pflegeberuf hat.

2.1 Du stehst im Zentrum der Kommunikation

Als Pflegende*r kommunizierst Du in Deinem Alltag ständig mit zu pflegenden Menschen in den unterschiedlichsten Settings: im Krankenhaus, zu Hause, im Wohnheim, im Hospiz, in der Rehaklinik oder in der Wohngemeinschaft. Du kommunizierst mit Patient*innen, Bewohner*innen, mit Kindern, Jugendlichen, Eltern, Angehörigen, Betreuer*innen oder innerhalb des Teams und interdisziplinären Partner*innen. Du kommunizierst mit chronisch Kranken oder akut Gefährdeten, mit verwirrten Menschen und stark belasteten Angehörigen, mit Menschen unterschiedlicher kultureller Herkunft und religiöser Zugehörigkeit. Du kommunizierst im Team mit Menschen in unterschiedlichen Hierarchiestufen und differenzierten Bildungs- und Sozialisationsschichten (▸ Abb. 1).

Im Zentrum der Kommunikation und Interaktion stehst Du und alle erwarten von Dir eine hohe Kommunikationskompetenz. Kommunikationskompetenz wird sozusagen vorausgesetzt, wenn Du als professionell Pflegende*r tätig bist, aber Du musst sie fachlich erlernen und erwerben.

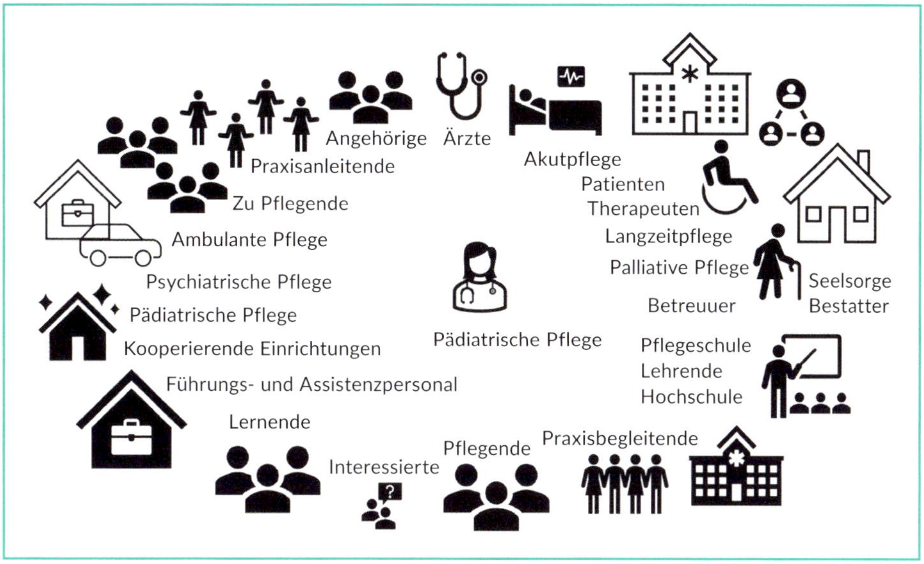

Abb. 1: Deine Kommunikationspartner*innen in der Pflege.

Von Pflegenden werden nicht erst seit dem Pflegeberufegesetz Kompetenzen in der Kommunikation und Beratung, bei der Entwicklung der Qualität der Pflege in unterschiedlichen Versorgungsbereichen und unterschiedliche Formen der inter- und intraprofessionellen Zusammenarbeit sowie vernetztes Denken und Denken über Systemgrenzen erwartet. Zudem sollen pflegewissenschaftliche Kompetenz und Transferkompetenz in Ausbildung und Studium erworben werden.[2]

Im Kompetenzbereich KB II[3] sind während der theoretischen Pflegeausbildung nach dem Pflegeberufegesetz 280 Unterrichtsstunden vorgesehen, bei denen es darum geht, die »Kommunikation und Beratung personen- und situationsbezogen [zu] gestalten«. Dies ist ein Tropfen auf den heißen Stein. Dieser Ausbildungsinhalt umfasst nur die minimalen Grundlagen für die vielfältigen Kommunikationsherausforderungen, die an Pflegende in den vielfältigen Pflegesituationen gestellt werden.

Auch die hochschulische Pflegeausbildung sieht eine hohe Kommunikationskompetenz vor. So heißt es in den gesetzlichen Vorgaben: Die »Personen- und situationsorientierte Kommunikation und Beratung von zu pflegenden Menschen aller Altersstufen und ihren Bezugspersonen« sieht wie folgt vor:

---

2 Vgl. Kriesten U (2021): Praxisanleitung – gesetzeskonform, methodenstark & innovativ. So setzen Sie das Pflegeberufegesetz praktisch um. Schlütersche, Hannover, S. 155 ff.

3 PflAPrV (2018)

»Die Absolventinnen und Absolventen

1. *nutzen ein vertieftes und kritisches pflege- und bezugswissenschaftliches Wissen in hochkomplexen Kommunikations-, Interaktions- und Beratungssituationen,*
2. *analysieren, reflektieren und evaluieren kritisch Kommunikations-, Interaktions- und Beratungsprozesse in der Pflegepraxis auf der Grundlage pflege- und bezugswissenschaftlicher Methoden sowie unter ethischen Gesichtspunkten,*
3. *konzipieren, gestalten und evaluieren Beratungs- und Schulungskonzepte auf der Basis gesicherter Forschungsergebnisse,*
4. *treffen in moralischen Konflikt- und Dilemmasituationen begründete ethische Entscheidungen unter Berücksichtigung von Menschenrechten sowie pflegeethischer Ansätze und fördern berufsethisches Handeln in der Pflegepraxis.«*[4]

Mit derart hohen kommunikativen Anforderungen bist Du täglich in Deiner beruflichen Praxis konfrontiert. Zudem wirst Du durch die interdisziplinären Aufgaben und die Zusammenarbeit mit anderen Berufsgruppen in Deiner Kommunikation stark gefordert. So fragen Dich zu Pflegende etwa: »Was soll ich denn machen?« Es kann sein, dass Patient*innen in die Regression, in die Zeit ihrer Kindheit, in die Phase der Hilflosigkeit verfallen, wenn sie vor schweren Entscheidungen stehen. Es kann sein, dass Du als Pflegende*r von Angehörigen beschuldigt und herausgefordert wirst. Wir könnten viele Beispiele anführen, bei denen von Dir als Pflegende*r eine enorm hohe Kommunikationskompetenz eingefordert wird.

Wie kannst Du diesen Herausforderungen gerecht werden? Wie gelingen Dir Gespräche, Interaktions- und Beratungssituationen? Dazu werden wir Dir Antworten geben. Dies ist der wissenschaftliche Anspruch an die Kommunikation. Aber wir stellen auch humoristische Beispiele vor, um eine Brücke vom wissenschaftlichen und professionellen Anspruch zur gelebten Wirklichkeit zu bauen.

2.2 Auf Deine Kompetenz kommt es an

Kommunikation realisiert zwischenmenschliche Beziehungen und spielt im Pflegeberuf die entscheidende Rolle. Du bist in der Pflege nicht nur ständig auf Sprache angewiesen, sondern Pflege ist immer auch Kommunikation. Über Gespräche und verbale sowie nonverbale Kommunikation baust Du Beziehungen zu Mitmenschen auf, signalisierst Verstehen oder Nichtverstehen, realisierst Empathie und Respekt und schaffst die solide Grundlage für Verhalten.

---

[4] Die Kompetenzen, die Studierende während ihrer hochschulischen Pflegeausbildung erwerben sollen, ergeben sich aus den Kompetenzen, die für die Prüfung der hochschulischen Pflegeausbildung nach § 32 in der PflAPrV - Anlage 5 (zu § 35 Absatz 2, § 36 Absatz 1, § 37 Absatz 1) festgelegt sind.

Info

Als Pflegende*r benötigst Du eine besonders hohe Interaktions-, Kommunikations- und Gesprächskompetenz, um den Kontakt mit Deinen Kommunikationspartner*innen bewusst gestalten zu können. Da reichen nicht nur die theoretischen Kenntnisse zur Kommunikation, sondern Du musst Kommunikation erlernen, erfahren, reflektieren und optimieren, um Deinen Beruf so professionell wie möglich auszuüben.

Du bewirkst durch Deine Kommunikation häufig Vielfältiges, Ungeplantes, Unbedachtes und sogar Verletzendes. Kommunikation sollte geplant, bedacht, achtsam, situationsadäquat, wertschätzend und person-zentriert eingesetzt werden. Aber: Kommunikation kann auch misslingen, wie das folgende Beispiel zeigt.

Beispiel **Yoko versteht die Welt nicht mehr**

Die Pflege-Auszubildende Yoko fährt seit einer Woche im ambulanten Pflegedienst mit und kommt heute Abend zu Herrn Schneider, einem 86-jährigen Patienten, der sie noch nicht kennt. Munter sagt sie zu ihm: »Hallo, ich messe Ihnen heute den Blutzucker. Das habe ich in der Schule schon gelernt! Also schauen wir mal, was das Zückerchen im Blut heute so sagt.«

Zu Yokos Entsetzen bricht Herr Schneider in Tränen aus und seine Tochter sagt wütend zu Yoko: »Wie können Sie meinen Vater so überrumpeln? Sie kennen ihn doch gar nicht! Seine Frau ist letzte Woche verstorben und Ihre Kollegin weiß, wie viel Angst er vor Blutzuckerentgleisungen hat. – Wir wollen Sie hier nicht mehr sehen. Ich werde mich über Sie beschweren und außerdem heißt mein Vater nicht ›Hallo‹.«

Yoko ist bestürzt. Fast atemlos berichtet sie zunächst einer Mitschülerin und Freundin und dann auch ihrer Praxisanleitenden von diesem Vorfall. Ihre Freundin sagt: »Der Alte soll sich nicht so anstellen. Du hast doch nichts Schlimmes gemacht.«

Die Praxisanleiterin ermahnt Yoko: »Das nächste Mal informierst Du Dich richtig über den Patienten und plapperst nicht einfach drauf los.«

Auch die Inhaberin des ambulanten Pflegedienstes wurde durch die Praxisanleiterin von dem Vorfall informiert und lässt Yoko zu sich kommen: »Was habe ich denn da über Dich gehört? Wir haben hier genug Bewerber*innen. So gehen wir nicht mit unseren Kunden um.«

Yoko bleibt bestürzt, verunsichert und ratlos zurück.

Dies sind gleich drei sehr misslungene Kommunikationssituationen. In keiner einzigen hat Yoko erfahren, wie sie es hätte besser machen können. Und die Vorgesetzten, Praxisanleiterin und Inhaberin, sind über eine massive Kritik nicht hinausgekommen.

Selbstverständlich geht das anders und besser – vorausgesetzt Du erlernst und reflektierst Kommunikation als wesentlichen und wichtigen Bestandteil Deines Berufes.

Zunächst: Kommunizieren ist mehr als Sprechen. Sprache ist eine der verschiedenen kommunikativen Fähigkeiten der Menschen. Erst wenn Sprache zwischen Gesprächspartner*innen Beziehung stiftet, spricht man von Kommunikation. Dabei können strukturelle und zeitliche Rahmenbedingungen, eingefahrene Verhaltensweisen, emotionale Situationen, komplexe Probleme und Sachverhalte die Kommunikation erschweren. Die Wahl und der Einsatz der richtigen Kommunikationsweise erfordern von Dir spezialisierte Kenntnisse und eine hohe Verantwortungsbereitschaft.

Kommunikation wirkt sich auf das Wohlbefinden von zu pflegenden Personen aus und kann den Heilungsprozess, das »Sich wohl und gesund Fühlen« und die Lebensqualität sowohl fördern als auch verringern. Zudem hat Kommunikation Einfluss darauf, wie effizient ein Pflegeteam arbeiten kann, wie Leitungs- und Führungspersonen wirken und wie gut sich Mitarbeitende im Team verstehen.

Fazit **Die bewusste Kommunikation**

Mit einem sicheren Auftreten und einer starken Kommunikation vermittelst Du als Pflegende*r Fachkompetenz und erhältst im Gegenzug mehr Vertrauen. Dabei spielen auch Deine nonverbalen Kommunikationsformen wie Körpersprache, Mimik und Gestik eine wichtige Rolle. Durch bewusste Kommunikation kannst Du Dich selbst vor ungeplanten Reaktionen und negativen Folgen schützen. So kommt es weniger zu Missverständnissen, Respektlosigkeit, Ohnmachtssituationen, Erschöpfung und Krankheitsfällen.

2.3 Pflege ist Beziehungsarbeit

Pflege ist Beziehungsarbeit und erfordert kontinuierliche Interaktion und professionelle Kommunikation. Beziehungsarbeit bedeutet, dass alle an der Beziehung beteiligten Personen ein gemeinsames Ziel haben: ihr Verhalten gegenüber dem anderen zu hinterfragen und im Sinne einer positiven Beziehungsgestaltung flexibel zu halten. Das Ermöglichen und Halten von Verhaltensveränderung hört sich zunächst vielleicht einfach an, erfordert von allen Beteiligten jedoch mehr Kompetenz, als auf den ersten Blick zu erkennen ist. Verhalten äußert sich in erster Linie durch die Art und Weise der Kommunikation. Beziehung muss aufgebaut und gehalten werden. Dabei hilft Dir in erster Linie Deine Sprache.

Beispiel Yoko reflektiert ihr Erlebnis

Yoko kann die Situation bei Herrn Schneider nicht vergessen und wendet sich an ihre Pflegedienstleiterin Astrid: »Weder meine Freundin, meine Praxisanleiterin noch die Inhaberin des ambulanten Pflegedienstes haben mir ein gutes Feedback gegeben. Damit kann ich nichts anfangen. Das, was sie sagen, macht mir nur Druck und Angst.«

Die Pflegedienstleiterin hat eine gute Idee. Sie fordert Yoko zum Perspektivenwechsel auf: »Versetze Dich einmal in die Situation Deines Patienten: Wie hat er Deine Worte wohl wahrgenommen und interpretiert?«

Yoko reflektiert: »Wenn ich über die Situation nachdenke, dann habe ich einfach drauflos geredet. Ich habe keine Beziehung zu Herrn Schneider aufgebaut, mich nicht vorgestellt, sondern bin davon ausgegangen, dass er will, dass ich seinen Blutzucker messe. Ich habe meine Sprache nicht geschickt eingesetzt und mein Verhalten war der Situation nicht angepasst. Nun habe ich eine gestörte Beziehung zu meinem Patienten.«

Yoko kann zum ersten Mal aufatmen, denn sie hat etwas Wichtiges erkannt: die Macht und Wirkung der Kommunikation. Sie sagt: »Also vermittele ich mit der Information, dass ich den Blutzucker messen will, nicht nur die Tatsache der geplanten Handlung, sondern ich verursache auch »Nebenwirkungen«.

Yokos Erkenntnis ist nicht neu, aber wichtig. Jede Kommunikation enthält eine Inhalts- und eine Beziehungsebene. Auf der Inhaltsebene werden Fakten vermittelt. Es geht ausschließlich um den Sachinhalt einer Aussage. Die Beziehungsebene hingegen enthält Informationen, wie die Sachaussage zu verstehen ist. Diese Informationen werden durch die Art und Weise vermittelt, wie wir etwas äußern, was also unser Körper, unsere Mimik und unsere Stimme ausdrücken. Zudem spielt in der Kommunikation das Hören auf dem Beziehungsohr eine wesentliche Rolle.

Fazit Erst Wissen ermöglicht eine gute Kommunikation

Das professionelle Sprechen und Interagieren im Pflegeberuf erfordern ein enormes Basiswissen, Fachwissen, Erfahrung, interne Evidence und eine dauerhafte Aufmerksamkeit. Als Basis brauchst Du deshalb eine geschulte Wahrnehmung und eine perspektivenreiche Reflexion.

3 Reden, Hören, Verstehen und Fühlen – Was Deine Kommunikation beeinflusst

In diesem Kapitel geht es um Ziel und Zweck von Kommunikation. Wir erklären Dir, welche Mechanismen beim Reden, Hören, Verstehen und Fühlen wirken und welche Mechanismen Deine eigene Wahrnehmung in der Kommunikation bewirken.

3.1 Deine Strukturgeber: Ziel und Zweck von Kommunikation

Stellst Du Dir manchmal die Frage, warum ein Gespräch misslungen ist, obwohl Du es mit den besten Voraussetzungen begonnen hast? Wir können Dich trösten: Kommunikation kann primär als problematisch angesehen werden. Kommunikation funktioniert nicht einfach so, problemlos und selbstverständlich. Das Gegenteil ist der Fall: Kommunikation ist höchst komplex und häufig mit Problemen behaftet.

Eine gelingende Kommunikation hängt von ausreichender Kompatibilität, d. h. vom gemeinsamen Verständnis und von umfassenden Erfahrungen bezüglich eines Themas ab. Diese Voraussetzungen sind bei Kommunikationspartner*innen aber oft nicht gegeben. Auch Ziel und Zweck der Kommunikation sind bei den Kommunizierenden häufig nicht deckungsgleich. Gesagtes und Gefühltes stimmen dann nicht überein. Die Wirkungen und Nebenwirkungen von Kommunikation ergeben sich oft ungeplant. Dein kommunikatives Handeln ist das eine – die Folgen Deines kommunikativen Handelns können allerdings ganz andere sein.

Das Ziel der Kommunikation ist die Verständigung. Erst auf der Basis einer Verständigung können dann die Zwecke der Kommunikation erreicht werden und übergeordnete Probleme gelöst werden. Übergeordnete Kommunikationszwecke sind z. B. das gemeinsame Verrichten von Arbeit, die Organisation einer Veranstaltung, aber auch komplexe soziale Probleme wie das Verändern von Überzeugungen, Stabilisieren der eigenen Persönlichkeit oder Handlungsbeeinflussung, Manipulation und Machtausübung.

Neben Sprache, Kulturkenntnissen und Kompetenzniveau sind Wahrnehmung, Aufmerksamkeit, Konzentrationsfähigkeit und aktives Zuhören die wesentlichen Grundvoraussetzungen für gelingende Kommunikation.

Zudem bestimmen die Ausrichtung auf den anderen, die Bereitschaft, seine Gedanken dem anderen unterordnen zu können, die Einordnung des Verstandenen in das eigene Verständnis bzw. die eigene Weltanschauung die Rahmenbedingungen jeder Kommunikation. Du kannst zwar Kommunikationspsychologie studieren, aber dennoch wird Deine Kommunikation nie vollkommen problemlos und frei von Missverständnissen und von Missbrauch gelingen. Erst wenn Du Ziel und Zweck Deiner Kommunikation und damit verbundene potenzielle Probleme erkennen und einschätzen kannst, wird sie sich verbessern und stark werden.

Kommunikation ist elementarer Bestandteil des menschlichen Lebens, aber sie wirkt für viele Menschen wie eine alltägliche und kaum beeinflussbare Aktivität. Doch Kommunikation ist enorm beeinflussbar! Die Kommunikationspsychologie befasst sich u. a. mit Kommunikationsprozessen, Einflussfaktoren und mit verhaltenstheoretischen Grundannahmen und den Wirkungen der Kommunikation auf das soziale Leben.

Kommunikationsphänomene sind Erscheinungen, also wahrnehmbare Wirkungen. Diese Erscheinungen und wahrnehmbaren Wirkungen haben wiederum enormen Einfluss auf das Verhalten und Erleben von Menschen in unterschiedlichen sozialen Systemen (Gruppen, Paarbeziehungen, hierarchische Abhängigkeiten). Wie Menschen sich verhalten, wie sie kommunizieren, hat maßgeblich mit dem sozialen System, dem Setting und der Position zu tun, in dem sie sich befinden.

Info

Während das Kommunikationsziel in aller Regel Verständigung und Verstehen ist, kann der Kommunikationszweck als eine Gegebenheit angesehen werden, die nicht auf das Verstehen ausgerichtet ist, sondern auch Manipulationen, Beeinflussungen oder Machtausübung beinhaltet. Deswegen lohnt es sich, sich mit der menschlichen Wahrnehmung und mit der Interpretation des Wahrgenommenen zu beschäftigen.

3.2 Wahrnehmen, Interpretieren und Fühlen – Erkenne, was Dich beeinflusst

Du hast nichts außer Deinem Körper, Deinen Geist und vor allem Deine Fähigkeit, mit Deiner Umwelt in Kontakt treten zu können. Paul Watzlawick[5] hat mit den fünf von ihm postulierten Axiomen (Grundsätze) wesentliche Grundlagen und Wirkungen der Kommunikation beschrieben.

1. Man kann nicht kommunizieren.
2. Jede Kommunikation hat einen Inhalts- und einen Beziehungsaspekt.
3. Kommunikation ist immer Ursache und Wirkung.
4. Menschliche Kommunikation bedient sich analoger und digitaler Modalitäten.
5. Kommunikation ist symmetrisch oder komplementär.[6]

Du kannst also, um mit Watzlawicks Worten zu sprechen, »nicht nicht kommunizieren«[7]. Deine verbalen und nonverbalen Signale senden Deinem Gegenüber ständig Informationen, ob Du das möchtest oder nicht. Dein Reden, Hören, Verstehen und Fühlen macht Deine Person aus. Auch hier gilt: Dein Person-Sein ist bestimmt durch Deine Kommunikationsfähigkeit.

Du musst wissen: Dein Fühlen und Empfinden sind entwicklungsgeschichtlich älter als Dein Denken. Deswegen regiert manchmal Dein Gefühl und in extremen Situationen verhindern Deine Emotionen logisches Denken – das gilt natürlich ebenso für Deine Gesprächspartner*innen.

---

[5] Vgl. https://www.paulwatzlawick.de/index.html

[6] Vgl. https://www.paulwatzlawick.de/axiome.html

[7] Ebd.

Beispiel **Yoko ist verunsichert**

Nach der unglücklichen Situation mit Herrn Schneider hat Yoko in der Reflexion erkannt, dass sie ihr Kommunikationsverhalten grundlegend ändern muss.
»Immer wenn ich mit einem Menschen kommuniziere, also mit ihm in Beziehung trete, verursache ich eine Wirkung. Gefühle wirken stärker und schneller als meine Gedanken und das Denken über den gesprochenen Inhalt.«
Yokos fundamentale Erkenntnis: »Ich kommuniziere, auch wenn ich nichts sage, und meine Worte bewirken häufig etwas anderes, als ich es von der Sache her beabsichtigt habe.«
Yoko ist verunsichert und weiß nicht, ob sie jemals so kommunizieren wird, dass sie die Wirkung und den Ausgang eines Gespräches beeinflussen kann. Ihr ist aber eines klar: »Ich möchte mehr darüber erfahren, wie ich die Wirkung meiner Kommunikation steuern kann.«

Wie gesagt: Du hast nichts außer Deinem Körper, Deinen Geist und vor allem Deine Kreativität, um mit Deiner Umwelt in Kontakt treten zu können. Du bist also immer in Interaktion und in Kontakt. Schon Friedemann Schulz von Thun[8] machte in seinem Buch »Miteinander reden« Folgendes deutlich: Es sind drei verschiedene Vorgänge, aus denen sich die innere Reaktion des Empfängers aufbaut: (1) etwas wahrnehmen – (2) etwas interpretieren – (3) etwas fühlen. Diese Unterscheidung ist von großer Bedeutung.

- Wahrnehmen heißt etwas sehen, z. B. den Blick eines anderen Menschen.
- Interpretieren heißt das Wahrgenommene mit einer Bedeutung versehen – z. B. einen Blick als abfällig deuten. Diese Interpretation kann richtig oder falsch sein. Wohlgemerkt, es geht nicht darum, Interpretationen zu vermeiden. Dies ist weder möglich noch wünschenswert, denn erst die Interpretation eröffnet die Chance, das »Eigentliche« zu verstehen.
  Deine Wahrnehmung ist nie objektiv. Die Subjektivität des eigenen Denkens ist zumeist allgemeingültigen Regeln untergeordnet. Der Mensch neigt dazu, die gesellschaftlichen und allgemeingültigen Regeln und Rahmenbedingungen den eigenen nachzuordnen. Erst durch Sozialisation lernen Menschen, sich in Gruppen sozial zu verhalten. Das eigene Denken, Verstehen und Bewerten hat niemals den Charakter einer neutralen und unabhängigen Betrachtung. Menschen agieren und reagieren je nach der eigenen individuellen Subjektivität. Es bedarf immer einer Bewusstwerdung der eigenen Subjektivität.

[8] Vgl. Schulz von Thun F (1996): Miteinander Reden 1, Störungen und Klärungen. Sachbuch Rowohlt Verlag, Reinbek bei Hamburg.

- Fühlen heißt auf das Wahrgenommene und Interpretierte mit unserem Gefühl zu antworten, wobei unsere seelische »Bodenbeschaffenheit« mit darüber entscheidet, was für ein Gefühl in uns ausgelöst wird.
  In der Regel sind wir Menschen wenig geübt, diese drei Vorgänge in uns auseinanderzuhalten: Sie verschmelzen zu einem »Kuddelmuddel-Produkt«[9]. Das alles macht auch Deine Person aus. Dein Person-Sein ist bestimmt durch Deine Kommunikationsfähigkeit.

Beispiel **Yoko befasst sich intensiv mit ihrer Kommunikationsfähigkeit**

Yoko möchte an ihrer Kommunikationsfähigkeit arbeiten, ihre Kommunikationskompetenz optimieren und so auch ihre personale Kompetenz weiterentwickeln. »Ich möchte mehr wissen über das Wahrnehmen, das Interpretieren und das Fühlen, bei mir und bei meinen Gesprächspartner*innen. Herr Schneider hat meinen Ausspruch: »Mal schauen, was das Zückerchen im Blut heute so sagt« vollkommen anders interpretiert, als ich es beabsichtigt habe. Mein Ausspruch hat bei ihm Trauer, Angst und Unsicherheit ausgelöst. Das habe ich nicht beabsichtigt. Außerdem möchte ich meinen zukünftigen Auszubildenden ein besseres und hilfreiches Feedback geben können, wenn sie mal etwas verkehrt machen. Das möchte ich lernen.«

[9] Vgl. Schulz von Thun 1996, S. 72, 73 und Schulz von Thun F (2011): Miteinander reden: 1, Störungen und Klärungen. Allgemeine Psychologie der Kommunikation. Sachbuch Rowohlt Verlag, Reinbek bei Hamburg, S. 80, 81

4 Selbstkonzept, Selbstbild – Deine Reflexionsressourcen

Dieses Kapitel führt Dich in die Thematik von Selbstkonzept und Selbstbild ein. Ist Dein Selbstkonzept starr oder fluide? Auf diese Frage wirst Du hier eine Antwort finden. Der kritische Blick auf Deine eigenen Kommunikations- und Führungskompetenzen, Dein Verhalten und Dein Selbstkonzept helfen Dir dabei, Dein Wissen und Können zu erweitern und zu optimieren. Ein Selbsttest zur Entwicklung einer starken Kommunikation und zur Entwicklung von Pflegeprofessionalität rundet das Kapitel ab.

Die Begriffe »Selbstbild« und »Selbstkonzept« werden oft synonym verwendet. Beide beziehen sich auf das Wissen, das ein Mensch von sich selbst hat. Das Selbstbild beruht auf Selbstwahrnehmung; das Fremdbild ist das Bild einer Person, wie andere es von außen wahrnehmen. Das Selbstbild misst sich am Idealbild, also daran, wie jemand gerne sein möchte.

Info

Selbstbild und Idealbild werden im Selbstkonzept (Selbstkonstruktion) zusammengefasst.

Wenn das Ideal nicht dem Selbstbild entspricht, entstehen Unsicherheit, Angst und Scham. Es führt zur Verunsicherung der Identität und zu einem geringen Selbstwertgefühl. Es ist wichtig, dass Du über Dein Selbstkonzept nachdenkst: Dein Selbstkonzept entwickelte sich während Deiner Kindheit und Schulzeit, abhängig von sozialen, umweltbedingten und genetischen Faktoren, von Erfolgen und Misserfolgen, kongruentem und inkongruentem Feedback. Zu Deinen ererbten Faktoren gehören Temperament, gewisse Persönlichkeitsdispositionen usw., auch wenn der Anteil des genetischen Einflusses in der Forschung umstritten ist.[10]

Beispiel **Yoko und Ihr Selbstkonzept**

Yoko war bislang der Meinung, dass sie immer positiv auf andere wirken würde. Das wurde ihr auch immer vermittelt. Ein lockerer Spruch hatte bislang nie geschadet. Doch nun muss sie erkennen, dass sie einen anderen Menschen während einer Pflegesituation verletzt und zum Weinen gebracht hat. Und damit hat Yoko eine neue Aufgabe: »Wir haben in der Pflegeschule über den Vorfall mit dem Patienten Herrn Schneider gesprochen. Ich soll über mein Selbstkonzept nachdenken, sagte daraufhin meine Lehrerin in der Pflegeschule.«

Dein Selbstkonzept beeinflusst die Entfaltung Deiner Kompetenzen. Je nachdem, welche Erfahrungen und Rückmeldungen Du aufgenommen hast, beeinflussen diese den weiteren Umgang mit Deinen Kompetenzen. Erfährst Du positive Resonanzen, motiviert Dich das, weiter an der Kompetenz dranzubleiben und diese auszubauen. Dein Selbstbild, wie Du Dich selbst wahrnimmst, misst Du am Idealbild, das Du für Dich entwickelt hast. Selbstbild und Idealbild werden im Selbstkonzept zusammengefasst. Zum Selbstkonzept gehört das Wissen über persönliche Eigenschaften, Fähigkeiten, Vorlieben, Gefühle und Verhalten.

Dein Selbstbild wird durch Interaktionsprozesse beeinflusst, in der Regel bleibt es aber relativ stabil, manchmal ist es sogar sozusagen starr. Soziale Interaktionserfahrungen sind die wesentlichen Modellierer Deines (starren) oder fluiden Selbstkonzeptes[11]. Erfahrungen prägen Dein weiteres Verhalten. Du bist Baumeister*in Deines eigenen Selbstkonzeptes. Hast Du Dich schon einmal gefragt, welches Bild Du von Dir selbst hast? Wie sieht Dein (Selbst-) Konzept für Deine Zukunft aus? Bist Du motiviert, Dein möglicherweise negativ ausgeprägtes Selbstkonzept zu optimieren?

Menschen mit einem starren bzw. negativen Selbstkonzept weisen meist eine geringe Erwartung an sich selbst auf, dass sie Herausforderungen schaffen werden und können mit Herausforderungen schlechter umgehen als Individuen mit einem positiv ausgeprägten Selbstkonzept.

---

[10] Vgl. Rogers C R (1973): Entwicklung der Persönlichkeit: Psychotherapie aus der Sicht eines Therapeuten. Klett-Cotta, Stuttgart.

[11] Vgl. Rogers 1973

Wir alle erleben in unseren Settings, sei es Familie, Job oder Freizeit, Situationen, die mehr oder weniger planbar sind und wir reagieren häufig ebenso ungeplant. Du solltest aber die Zusammenhänge von Rollen und Verhaltensmustern erkennen können. Durch Reflexion, Austausch und Lernen erweiterst Du Deinen Horizont.

Übung

Selbst-Analyse

Überlege einmal, in welchen Kommunikationssituationen Du Dich in den letzten 24 Stunden befunden hast und reflektiere:

- Was ist in konkreten Kommunikationssituation passiert?
- Warum haben Menschen so gehandelt?
- Hat deren Reaktion tatsächlich etwas mit der Situation oder mit mir zu tun?

Du solltest wissen: Es gibt durchaus Reaktionen beim Gegenüber, die gar nichts mit Dir und Deiner ursprünglichen kommunikativen Absicht zu tun haben Es kann zum Beispiel sein, dass Dein Gegenüber unwirsch auf Deine Bitte Dir zu helfen reagiert – dafür ist aber weniger Deine Bitte verantwortlich als vielmehr eine Überforderung, die der andere verspürt.

Dennoch ist es wichtig, bei Dir selbst und Deinem Selbstkonzept zu beginnen und zu überlegen, welche Ursachen es für Dein eigenes Kommunikationsverhalten gibt.

Beispiel **Astrid und die Wirkung der Selbstreflexion**

Die 52-jährige Pflegedienstleiterin Astrid kennt den langen Weg zu einem besseren Kommunikationsverhalten: »Ich habe hart an mir arbeiten müssen. Früher ist es mir oft passiert, dass ich beleidigt war, wenn Mitarbeitende und Angehörige mich kritisiert haben. Dann habe ich einfach dichtgemacht und nicht mehr reden können. In der Selbstreflexion habe ich viel über mich selbst erfahren. Viele meiner Gefühle haben mit Erlebnissen aus meiner Jugend zu tun. Damals wurde ich ständig ungerecht von meinem Vater kritisiert: wegen meines Aussehens, meiner Freunde, der Schulnoten oder auch meinen Hobbys. Heute weiß ich, was und welche Sätze solche negativen Gefühle auslösen, aber heute kann ich das steuern.
Außerdem weiß ich jetzt, dass die Kritik der anderen häufig mit ihnen selbst und ihren Gefühlen zu tun hat. Die Schuldgefühle von Angehörigen verursachen häufig Kritik und Vorwürfe. Meine Mitarbeitenden werfen mir oft Organisationsfehler vor, wenn sie selbst unter Stress stehen. Das hat alles miteinander zu tun. Aber das entbindet mich natürlich nicht davon, über mein eigenes Kommunikationsverhalten nachzudenken.«

Die Frage ist: Möchtest Du an Deinem Selbstkonzept arbeiten? Ist Dein Selbstkonzept starr und unflexibel oder fluide und optimierfähig? Das Kommunikationsziel ist in aller Regel Verständigung, aber Kommunikation ist viel mehr als nur das. Du kannst Dein Selbstkonzept mit Killerphrasen (▶ Kap. 10.10) in die Katastrophe treiben oder mit Entwicklungssätzen (▶ Kap. 10.9) zur starken Kommunikation wachsen lassen. Dein Selbstkonzept beeinflusst Deine Entfaltung und Deine Kompetenzentwicklung. Deine Kompetenzentwicklung wird dadurch beeinflusst, welche Erfahrungen Du gemacht hast und welche Rückmeldungen Du von den Menschen um Dich herum erhalten und wie Du diese verarbeitet hast.

Erfährst Du positive Resonanzen, motiviert Dich dies, weiter an Deiner Kompetenzentwicklung zu arbeiten. Ebenso geht es den Menschen um Dich herum. Sie sind auch auf die positiven Rückmeldungen von Dir angewiesen. Aber auch negative Resonanzen können und sollten Dich zum Optimieren Deiner Kompetenzen anregen. Aus negativen Erlebnissen kannst Du mehr lernen als nur aus positiven Rückmeldungen. Es kommt nur darauf an, ob Du dies zulässt und möchtest.

Beispiel **Yokos Selbstkonzept**

Erfahrungen aus der Kinderzeit und Jugend sind noch lebhaft in Yokos Gedächtnis: »Am meisten haben mich die Rückmeldungen eines Lehrers motiviert. Er hat immer gesagt: ›Yoko, Du kannst alles schaffen im Leben, wenn Du es nur willst. Du bist intelligent und stark.‹« Viel öfter habe ich allerdings negatives Feedback erhalten, z. B. von meinen Eltern. Sie waren enttäuscht, als ich kein Abi machen wollte, und verstanden auch nicht, warum ich in der Pflege arbeiten will. Sie meinten, auch dafür sei ich zu chaotisch. Bei der Schulentlassung sagte mein Klassenlehrer zu mir: »Yoko, Du musst Vieles anders machen, wenn Du im Leben klarkommen willst, sonst wird das nichts.« Damit konnte ich nichts anfangen. Der kannte mich eigentlich gar nicht. Das fand ich gemein.

So wie Yoko habe alle Menschen ähnliche Erfahrungen mit ihren Eltern, Erzieher*innen, Lehrer*innen, Freunden und Partnern gemacht.

4.1 Vom starren zum fluiden Selbstkonzept

Eine Kommunikation fließt, wenn Du im Denken, Reagieren und im Perspektivenwechsel flexibel bist. Wir zeigen Dir in diesem Kapitel, wie Du Dein starres Selbstkonzept aufbrechen kannst, um situativ angepasst und adäquat zu reagieren. Dein Talent ist größer, als Du denkst. Nutze die Fülle Deiner Talente.

Menschen mit großer Selbstliebe und Selbstachtung verfügen über ein fluides Selbstkonzept. Sie haben das Talent, Widersprüche, Ansichten und Meinungen anderer zu akzeptieren. Durch diese Offenheit erweitern sie ihr eigenes (starres) Selbstkonzept und es entwickelt sich weiter zu einem fluiden. Das fluide Selbstkonzept wird zunehmend stimmiger, weil Erfahrungen und Erlebnisse integriert werden. Eine zunehmende Kongruenz (eine Übereinstimmung ihrer Verhaltensweisen mit ihrem Selbstkonzept) zeichnet diese Menschen aus, sie wirken authentisch. Menschen, die ihr Selbstkonzept neuen Erfahrungen nicht anpassen können, erstarren in diesem. Sie verlieren Selbstachtung und Selbstwertgefühl (oder können dieses nicht entwickeln). Dadurch sind sie weniger in der Lage, Krisen zu überwinden und mit Konflikten umzugehen. Durch nicht überwundene und verarbeitete Verletzungen und negative Erfahrungen neigen sie dazu, ihr altes Selbst und ihr starres Verhalten zu verteidigen. Sie können ihren inkongruenten Zustand nicht optimieren. Man spricht von Inkongruenz, wenn das aktuelle Verhalten und Erleben eines Menschen mit dem bestehenden Selbstkonzept und dem Verhalten, bzw. Gesprochenem nicht übereinstimmt.

Fazit

Menschen mit geringer Selbstachtung versuchen, ihre leicht verletzbare Selbststruktur und ihre geringe Selbstachtung zu verteidigen und zu schützen. Erfahrungen, die ihr Selbstkonzept gefährden und noch mehr in Frage stellen, werden als bedrohlich wahrgenommen.

4.2 Selbsttest: Selbstkonzept und Selbstbild

Wie schätzt Du Dein Selbstkonzept ein? Ist Dein Selbstkonzept eher starr oder fluide? Möchtest Du Dein Selbstkonzept reflektieren, weiterentwickeln und optimieren, oder bist Du der Meinung, dass Du perfekt und fertig bist? Jetzt bist Du an der Reihe, mit einer Übung zur Selbsteinschätzung Deines Selbstkonzeptes und Selbstbildes. Überlege dabei: Wie sehe ich mich? Wo sehe ich mich in fünf Jahren? Welche Haltung gegenüber anderen Menschen habe und zeige ich? Wie schätze ich mein aktuelles Selbstkonzept und meine Kommunikationskompetenz ein? Wer bin ich und wie möchte ich meine professionelle Pflegekompetenz weiterentwickeln?

Tab. 1: Selbsttest: Entwicklung einer starken Kommunikation und zur Optimierung Deiner Pflegeprofessionalität – 30 Items

Selbsttest Selbstkonzept/Selbstbild/Kommunikative Kompetenz		1 Triff gar nicht zu	2	3	4	5 Trifft voll zu
1	Ich denke über meine eigene Entwicklung (in Vergangenheit und Zukunft) und mein Selbstkonzept nach.					
2	Ich habe ein positives Selbstbild von mir und finde mich ok.					
3	Ich trete authentisch auf und kann mich gut selbst präsentieren und reflektieren.					
4	Ich fühle mich von meinen Mitmenschen gut verstanden. Es kommt selten zu Missverständnissen.					
5	Ich handele eigenverantwortlich und selbständig.					
6	Ich kann andere Menschen nach Aussehen und Auftreten gut akzeptieren.					
7	Ich kann das Kommunikationsverhalten anderer Menschen gut tolerieren.					
8	Ich verhalte mich anderen Menschen gegenüber grundsätzlich respektvoll.					
9	Meine Selbstwahrnehmung und Selbstreflexion sind gut entwickelt.					
10	Im eigenen Kommunikationsverhalten schätze ich mich als stabil und belastbar ein.					
11	Ich möchte (lebenslang) lernen und bin neugierig auf meine Zukunft.					
12	Ich verfüge über eine gute Kritik- und Konfliktfähigkeit.					
13	Ich betrachte Konflikte grundsätzlich als Chance und reagiere verbal entsprechend überlegt.					

Professionelles Pflegeverhalten im Kontext Kommunikation und Haltung		1 Triff gar nicht zu	2	3	4	5 Trifft voll zu
14	Es fällt mir leicht, die Wünsche und Bedürfnisse meiner zu pflegenden Menschen zu erkennen und zu respektieren.					
15	Bevor ich Pflegeinterventionen durchführe, erfrage ich die Zustimmung meines zu pflegenden Menschen.					
16	Bevor ich Pflegehandlungen durchführe, habe ich ein professionelles Arbeitsbündnis und eine Pflegebeziehung mit dem zu pflegenden Menschen geschlossen.					
17	Ich habe eine gute Wahrnehmung für die erforderliche Nähe und Distanz gegenüber dem zu pflegenden Menschen.					
18	Ich kann gut die Perspektive meiner Klient*innen, Kund*innen und Patient*innen einnehmen.					
19	Ich beachte das Recht auf Selbstbestimmung und Teilhabe des zu pflegenden Menschen.					
20	Ich kann mich gut auf den jeweiligen Entwicklungs- und Wahrnehmungszustand meines zu Pflegenden und den Bezugspersonen einstellen.					
21	Ich lasse grundsätzlich Fragen zu und bin bestrebt, adäquat zu antworten.					
22	Es fällt mir leicht, Angehörige in den Pflegeprozess einzubeziehen.					
23	Ich empfinde Angehörige nicht als lästig und überflüssig. Ich habe ihnen gegenüber eine wertschätzende Grundhaltung.					
24	Ich erkenne potenzielle Gewalt und ermögliche interprofessionelle Gespräche zur gemeinsamen Entscheidungsfindung in Krisen- und Konfliktsituationen.					

Führungsverhalten im Kontext Kommunikation		1 Triff gar nicht zu	2	3	4	5 Trifft voll zu
25	Ich schätze mein Führungsverhalten als kompetent und wirkungsvoll ein.					
26	Ich kann adäquat, partnerschaftlich und auf Augenhöhe erklären, informieren und anleiten.					
27	Ich nehme mein Team als wesentliche Ressource für die zu leistende Arbeit wahr.					
28	Ich berate professionell und arbeite mit Mitarbeitenden und Kund*innen im interaktiven Netzwerk.					
29	Ich reflektiere meine Rolle in Konfliktsituationen und befähige meine Mitarbeitenden, Auszubildenden und Kund*innen zur selbständigen oder gemeinsamen Konfliktlösung.					
30	Ich fördere Kollegiale Beratung und übe aktives Zuhören.					

An dieser Stelle erfolgt bewusst keine Auswertung wie bei herkömmlichen Persönlichkeitstests, denn die Fragen sollten Dich zum Nachdenken und zur Reflexion anregen. Du kannst diesen Test allein durchführen oder auch mit Kolleg*innen. Du kannst den Test zur Selbst- und Fremdeinschätzung einsetzen oder als Diskussionsgrundlage in Eurer Kommunikations- und Pflegekultur.

Beispiel **Yoko und der Selbsttest »Selbstkonzept und Selbstbild«**

Yoko ist nach dem kleinen Test doch ein wenig überrascht. Sie sagt zu ihrer befreundeten Pflegedienstleiterin Astrid: »Meine Kreuze habe ich häufig auf der linken Seite gesetzt. Da gibt es aber noch viel zu tun für mich.«
Astrid entgegnet: »Yoko, mach Dir darüber keine Gedanken. Entscheidend ist, ob Du an Dir arbeiten willst und Dein Selbstkonzept und Deine professionelle Kommunikationskompetenz für den Pflegeberuf entwickeln möchtest. Du musst wissen: Das bleibt ein Prozess. Häufig erlebt man auch Rückschläge oder man erlebt sich in herausfordernden Situationen plötzlich ganz anders. Pflegearbeit ist sehr komplex. Ich führe diesen Test immer wieder durch, um mich zu prüfen und zu reflektieren, wo ich aktuell stehe.«
Astrid erklärt Yoko weiter: »Ich habe mir einmal den Grundsatz zu eigen gemacht: So, wie ich bin, so kommuniziere ich. Und kennst Du das alte chinesische Sprichwort:
Achte auf Deine Gedanken, denn sie werden Worte.
Achte auf Deine Worte, denn sie werden Handlungen.
Achte auf Deine Handlungen, denn sie werden Gewohnheiten.
Achte auf Deine Gewohnheiten, denn sie werden Dein Charakter.
Achte auf Deinen Charakter, denn er wird Dein Schicksal.
Ich finde, da ist was dran.«

Die Arbeit am Selbst ist ein lebenslang andauernder Prozess und genauso solltest Du es mit der Arbeit am Selbst halten, fluide, flexibel und stets neugierig. Du kannst den Test im Lauf Deines weiteren Lebens, Deiner Ausbildung oder Deines Studiums (jedes halbe Jahr oder jedes Jahr) wiederholen.

Tipp
Lege Dir gedanklich einen offenen Schrank an, in den Du alles Gelernte, Reflektierte und Erfahrene hineinlegst, ordnest und vernetzt – allerdings mit einem Geheimfach für persönliche Geschichten und Empfindsamkeiten, damit Du Dich nicht angreifbar machst. Erlaube Dir, über Deine Empfindsamkeiten mit Distanz und Ruhe nachdenken zu dürfen.

5 Gefahren und Risiken – Ursachen für potenzielle Kommunikationsstörungen

Deine Kommunikation unterliegt Gefahren, Störungen und Hemmungen und ist anfällig für Probleme. Dieses Kapitel macht Dich auf potenzielle Ursachen für Kommunikationsstörungen aufmerksam. Das Hören mit dem Beziehungsohr, destruktive Kritik, Psychospiele und das Dramadreieck sollten Dir bekannt sein, ebenso die kommunikationshemmenden Faktoren wie horizontale Feindseligkeit, strukturelle Gewalt oder Zeitdruck. Das Kapitel schließt ab mit dem Hinweis auf den respektlosen Satz: »Es war doch nur gut gemeint« und dessen Hintergründe sowie einem Selbsttest, damit Du kommunikationsbeeinflussende Gefahren schneller wahrnehmen kannst.

5.1 Hören auf dem Beziehungsohr – Dein Fallstrick

Wir hören oft auf dem Beziehungsohr und das verleitet uns dazu, Gehörtes zu interpretieren. Wir wollen Dir in diesem Kapitel zeigen, dass auch Du aufgrund von erlernten Verhaltensmustern und von persönlichen Empfindungen Kommunikation unter Umständen emotional falsch nutzt und bewertest.

Der Mensch neigt dazu, vieles auf sich zu beziehen. Mancher fühlt sich schnell angegriffen und ist im Handumdrehen beleidigt. Ein anderer sucht die Schuld bei sich, wenn jemand wütend ist. Einige fühlen sich bereits dann kritisiert, wenn sie nur jemand auf eine bestimmte Art und Weise anschaut oder fühlen sich ausgelacht, wenn sie jemand lediglich anlacht.

Dir ist sicherlich bekannt, dass jeder Mensch Feedback benötigt, Anerkennung und Wertschätzung. Jeder Mensch will gesehen und akzeptiert werden. Aus diesem Grund beziehen wir Menschen (fast) alles auf uns selbst. Friedemann Schulz von Thun zeigt das sehr schön mit seinem Vier-Ohren-Modell[12]. Es ist ein Kommunikationsquadrat, das auf der Annahme beruht, dass jede Äußerung nach vier Aspekten (Seiten oder auch Ebenen) hin interpretiert werden kann – vom Sender der Äußerung wie auch vom Empfänger. Schulz von Thun unterscheidet zwischen Sach-, Selbstoffenbarungs-, Beziehungs- und Appellebene und kommt zu der Erkenntnis: *»Im Grunde braucht der Mensch »vier Ohren« – ein Ohr für jede Seite. Was ist das für einer? Was ist mit ihm?« (So hört man auf dem Selbstoffenbarungs-Ohr). – »Wie redet der eigentlich mit mir? Wen glaubt der vor sich zu haben?« (So interpretieren wir über das Beziehungs-Ohr). – »Wie ist der Sachverhalt zu verstehen?« (Das Sach-Ohr). – »Was soll ich tun, denken, fühlen aufgrund seiner Meinung?« (Aufforderungen zur Handlung hören wir über das Appellohr). So hört der vierohrige Empfänger.«*[13]

5

Menschen hören häufig auf dem Beziehungsohr und machen sich ihre eigene Realität und Wirklichkeit. Sie verlagern das Gespräch immer wieder auf die Beziehungsebene. Beispiel: »Da hättest Du die Pflege aber besser organisieren können!« Der Empfänger hört jedoch nicht die Kritik, sondern er interpretiert: »Du kannst nichts und machst alles falsch.« Möglicherweise hat der Empfänger solche Erziehungssätze als Kind häufig gehört und gelernt, anstatt die Kritik konstruktiv zu hören, das Gesagte zu interpretieren.

Wir nennen dieses Phänomen in der modernen Sprache »Pippi Langstrumpf-Syndrom«, denn »Ich mache mir die Welt, … wie sie mir gefällt.«[14] Das Pippi Langstrumpf-Syndrom ist gekennzeichnet von Realitätsverweigerung, Erkenntnis- und Beratungsresistenz. Feedback und sachliche, selbst konstruktive Kritik wird von den Betroffenen in aller Regel nicht als solche erkannt und aufgenommen. Betroffene reagieren abwehrend und lehnen den Fokus hin zur vermeintlichen Realität oder einen Perspektivenwechsel ab.

---

[12] Vgl. Schulz von Thun 1996, S. 44 u. 45

[13] Vgl. Schulz von Thun 1996, S. 44 u. 45

[14] Scholz beschreibt das Pippi Langstrumpf Syndrom (PLS) bezogen auf das Kauf- und Kundenverhalten als einen Zustand starker und anhaltender Realitätsverweigerung, gepaart mit massiver Erkenntnis- und Beratungsresistenz. Vgl. Scholz H (2021): Das Pippi Langstrumpf Syndrom: Schöner handeln in der eigenen Realität. https://zukunftdeseinkaufens.de/pippi-langstrumpf-syndrom

Beispiel **Yoko hört auf dem Beziehungsohr**

Yoko erzählt ihrer Praxisanleiterin: »Neulich hat mir die Ärztin von Frau Schneider gesagt: »Sie müssen das gründlich machen und die Wunde richtig ausspülen, sonst kommt es zu Infektionen.« Das erinnert mich an die Sätze, die ich in der Kindheit gehört habe: »Du machst alles falsch! Was soll aus Dir werden?« Dann bekomme ich Panik und denke, aus mir wird nie etwas.«
Die Praxisanleiterin entgegnet: »Yoko, Du wirst von Deinen Patienten und Bewohnern geliebt und anerkannt. Auch Deine Kolleginnen und Kollegen schätzen Dich sehr. Du darfst konstruktive Kritik nicht mit alten Gefühlen vermischen. Du kannst es auf der Sachebene auch so verstehen, dass die Ärztin möchte, dass Du noch besser lernst, die Hygienevorschriften zu beachten.«

Die Sach- und Beziehungsebene klar trennen zu können, fällt häufig schwer. Zudem führen Konflikte und Missverständnisse zu zusätzlichen Kommunikationsstörungen.

Tipp
Versuche, Kritik und Anregungen nicht als Angriff, sondern als Bereicherung zu verstehen. Wir möchten an dieser Stelle auf die Entwicklungssätze in Kapitel 10 verweisen (▶ Kap. 10.9).

Erlernte Verhaltensmuster, ein starres Selbstkonzept und eine mangelnde Bereitschaft sein Selbstkonzept fluide weiter zu entwickeln, können dazu führen, dass Menschen nur auf der Beziehungsebene hören.

5.2 Konstruktive Kritik statt Ebenen-Wirrwarr

Konflikte und Missverständnisse entstehen durch die Verschiebung von Ebenen der Kommunikation, insbesondere der Sach- und Beziehungsebene. Ursache dafür ist häufig geäußerte Kritik und Interpretation.

Es ist wichtig, zwischen positiver, also konstruktiver Kritik und destruktiver Kritik und moralisierenden Vorwürfen zu unterscheiden: Konstruktive Kritik richtet sich immer auf ein konkretes Problem. Es geht um ein bestimmtes Verhalten, das aus der Perspektive des anderen ein Problem darstellt. Konstruktive Kritik richtet sich nicht auf die Person und deren Eigenschaften. Konstruktive Kritik ist immer konkret, zeitnah und präzise. Sie beschreibt ein konkretes Verhalten – ohne es zu bewerten. Konstruktive Kritik möchte etwas ändern bzw. verbessern. Ein Problem soll gelöst, ein unbefriedigender Zustand soll verbessert werden. Konstruktive Kritik ist auf die Zukunft gerichtet, nicht auf die Vergangenheit und beinhaltet eine Lösung, die realisierbar und angemessen ist.

Beispiel **Aus einem moralisierenden Vorwurf wird konstruktive Kritik**

Der moralisierende Vorwurf »Du arbeitest immer sehr unordentlich, das ist gefährliche Pflege« macht die schlechte Beziehung zum Gegenüber deutlich. Richtig wäre: »Ich habe bemerkt, Du hattest gestern nicht genügend Zeit, um die Arbeiten gründlich zu erledigen. Sprich mich bitte an. Ich unterstütze Dich gerne.« Dies ist ein gutes Beispiel für partnerschaftliche Kommunikation und konstruktive Kritik.

5.2.1 Kritik an der der Sandwichmethode

Kritik ist notwendig, um Kommunikationsstörungen klären zu können. Beliebt ist die Sandwichmethode, um beim Feedback Negatives in Positives zu formulieren. Du formulierst erst etwas Positives, dann etwas Negatives und dann wieder etwas Positives und das verpackst Du alles in ein Feedback.

Beispiel **Die Sandwichmethode**

»Du hast gestern viel Arbeit erledigt (positiv), vergiss in Zukunft bitte nicht, den Medikamentenschrank abzuschließen (negativ). Ich arbeite gerne mit Dir im Team (positiv).«

Aber sei vorsichtig: Die Sandwich-Methode wird durchaus auch kritisch gesehen. Wenn sie häufig und überzogen angewendet wird, kann sie bewirken, dass Dein Gegenüber schon etwas Negatives erwartet, obwohl Du etwas Positives sagst. Ein entspanntes Gespräch ist dann nicht mehr möglich. Wenn Du wirklich konstruktiv Kritik übst, musst Du Deine Argumente nicht unbedingt in ein positives Beiwerk verpacken. Eine häufig an der Sandwich-Methode geäußerte Kritik lautet, dass sie Lob entwerten würde. Deshalb solltest Du die Kunst der konstruktiven Kritik gut üben und ein wirkliches Feedback geben.

5.2.2 Feedback ist immer Dialog

Ein gutes Feedbackgespräch bietet dem Empfänger immer einen Mehrwert. Im optimalen Fall hilft es ihm dabei, eine Aufgabe künftig besser zu machen. Gutes Feedback ist kein Monolog, sondern der Auftakt zum Dialog. So klar und konkret die Kritik auch geäußert wird, so sehr sollte der Kritiker darum bemüht sein, selbst eine Rückmeldung zu bekommen, z. B. durch folgende Fragen:

- »Möchtest Du von mir ein konstruktives Feedback?« – Diese Frage ist die Basis dafür, dass der Feedbackempfänger ein Feedback wünscht und dem zustimmt.
- »Wie denkst Du selbst darüber?« – Wie betrachtest Du Dein Handeln/Verhalten rückblickend?«
- »Trifft etwas von meiner Kritik aus Deiner Sicht zu?«
- »Wie hätte es besser laufen können?«
- »Was könntest Du das nächste Mal anders machen?«

Tipp

1. Kritisiere nicht, sondern gib eine Rückmeldung
Der Unterschied zwischen einer Kritik und einer Rückmeldung ist klein, aber fein. Kritik stößt häufig auf Unverständnis und Widerstand. Eine Rückmeldung sollte immer auf Augenhöhe stattfinden. Das ist sinnvoll, da wir Menschen auf Dominanzstrategien recht allergisch reagieren oder ihnen verfallen, das heißt wir üben Macht über andere aus. Erhalten wir eine Rückmeldung auf Augenhöhe, können wir diese viel eher annehmen. Eine Rückmeldung beinhaltet, welche Vorgabe durch ein bestimmtes Verhalten oder Tun Deines Mitarbeitenden nicht erfüllt war.

2. Wertschätze statt nur zu loben
Auch zwischen Wertschätzung und Lob gibt es den kleinen, aber entscheidenden Unterschied: die Augenhöhe. Ein schulterklopfendes »Gut gemacht« kann eher ein Augenrollen als eine Motivation bewirken. Eine Wertschätzung dagegen ist Balsam für die Seele. Benenne daher das Bedürfnis, dass Dein Gegenüber erfüllt hat. Authentizität ist bei einer Wertschätzung das A und O.

3. Trenne die Rückmeldung von der Wertschätzung
Nur wenn Du – auch unabhängig von der Rückmeldung – Deinem Mitarbeitenden sagen kannst, dass bestimmte Dinge bei ihm gut laufen, wird er diese Wertschätzung auch wahrnehmen können.

Auch die Methode »Beobachten statt Bewerten«, die aus der gewaltfreien Kommunikation[15] stammt, verdeutlicht, wie sensibel Kommunikationsprozesse sind. Rosenberg zitiert den indischen Philosoph J. Krishnamurti. Dieser stellt die These auf: *»Die höchste Form der Intelligenz ist zu beobachten, ohne zu bewerten.«*[16] Eine sachliche Beobachtung kannst Du üben. Versuche dabei, Deine Interpretation so gut wie möglich zu unterlassen.

5.3 Psychospiele - Manipulierer und Machtfallen

Psychospiele erkennst Du, wenn die Sachebene verlassen wird und es sich um Manipulation und Machtspiele handelt. Psychospiele sind alltäglich und finden bewusst oder auch unbewusst statt. Hinter Psychospielen verbergen sich häufig persönliche Probleme oder Wünsche der Personen, die diese Spiele starten. Bei Psychospielen fühlst Du Dich während und nach einem schwierigen Gespräch schlecht, kraft- und hilflos. Charakteristisch bei Psychospielen ist, dass es immer ein Opfer, einen Verfolger und einen Retter gibt. Diese Rollen können ständig wechseln, d. h. Personen können wechselnd in die verschiedenen Rollen schlüpfen (siehe das unten stehende Beispiel von Yoko).

Dein Gegenüber möchte sich vielleicht als besonders stark oder durchsetzungsfähig darstellen oder einfach interessant machen oder er sucht gezielt nach Anerkennung. Manche Menschen provozieren auch sehr gerne und freuen sich, wenn sie mit ihren Manipulationen Erfolg haben. Erkenne diese Spiele und beende sie. Sage »Stopp« und gehe aus der Situation heraus, etwa so:

- »Auf dieser Ebene rede und diskutiere ich nicht.«
- »Gerne können wir morgen sachlich darüber sprechen.«

Immer wieder erleben wir Psychospiele in der Kommunikation. Durch die frühkindliche Prägung und Sozialisation entwickeln wir Verhaltensmuster, die zu Ich-Zuständen führen, im Verhalten, im Fühlen und im Handeln. Wir erinnern uns an das Eltern-Ich (moralisierendes oder fürsorgliches), das Erwachsenen-Ich und an das Kindheits-Ich (hilflos/angepasst oder trotzig).[17] Fazit: Wir alle sind und durchleben alles.

---

[15] Vgl. Rosenberg MB (2012): Gewaltfreie Kommunikation, Eine Sprache des Lebens. Junfermann, Paderborn, S. 48

[16] Ebd.

[17] Dies kannst Du genau mit der Transaktionsanalyse bearbeiten. Die Transaktionsanalyse wurde 1957 von Eric Berne, einem amerikanischen Psychiater entwickelt. Sie ist ein auf der Psychoanalyse basierendes Modell der Persönlichkeit und der Interaktionen. Die Transaktionsanalyse hilft Kommunikation besser zu verstehen und das Verständnis für sich und andere zu erweitern. Vgl. hier auch Schlegel (1993) und Karpman (1968).

Beispiel **Yoko in der Psychospiel-Falle**

Yoko wird bei einer Ganzwaschung von der Stationsleiterin massiv kritisiert (Leitung = Verfolgerin, Auszubildende = Opfer).
Daraufhin verbündet sich eine Pflegekraft mit Yoko (Pflegekraft = Retterin) und weist die Stationsleiterin in ihre Grenzen (Pflegekraft = Verfolgerin, Leitung = Opfer).
Danach zeigt die Stationsleiterin der Pflegekraft ganz massiv die Grenzüberschreitung auf (Leitung = Verfolgerin, Pflegekraft = Opfer).

Dieser Rollenwechsel wird unendlich lange weitergehen, wenn nicht mindestens eine der Parteien aussteigen will und die Kompetenz dazu hat. Vorläufig wird dieses Spiel noch auf »psycho-verbaler« Ebene ausgetragen. Später kann es sein, dass Informationen wissentlich zurückgehalten werden und dass den jeweiligen Opfern »eins ausgewischt« wird.

Psychospiele sind erlernte Verhaltensmuster. Ein Spiel beginnt mit einer Abwertung von sich selbst und/oder anderen Menschen und endet mit einem schlechten Gefühl. Spieler*innen suchen und finden häufig intuitiv die passenden Partner*innen für ihre Spiele.

Bei Psychospielen kannst Du
- sie analysieren, Strategien erkennen und die Notbremse ziehen,
- offene Fragen stellen und auf der Sachebene bleiben,
- Deinem Gegenüber mit Wertschätzung und Respekt begegnen,
- Psychospiele offenlegen und klar ansprechen,
- Ich-Botschaften senden und Alternativen vorschlagen,
- die Kommunikation vorübergehend abbrechen und vertagen.

Tipp

Wenn Du in Psychospielen verstrickt bist, dann kläre für Dich: Möchtest Du eine Win-Win-Situation anstreben und auf Augenhöhe weiter kommunizieren oder möchtest Du einfach nur aus der Situation des Psychospiels heraus?
Frage Dich: Welches Ergebnis strebst Du an? Entsprechend Deiner Ergebnisorientierung (▶ Kap. 9.1.3) sollte Deine Kommunikation inhaltlich gestaltet sein.
Beachte: Psychospiele entstehen nicht immer mit einer bösen Absicht.

5.4 Das Dramadreieck

Das Dramadreieck[18] dient der Diagnose von Psychospielen. Es hilft dabei zu erkennen, wie Psychospiele aufgebaut sind und funktionieren.

In Psychospiele gerätst Du schneller als Du denkst (▶ Kap. 5.3). Psychospiele entwickeln sich zum Drama, wenn Du nicht früh intervenierst. Das Dramadreieck verdeutlicht die drei »Spieler«: Verfolger (im Sinne von Täter), Retter und Opfer. Nicht selten wird die Struktur bzw. die Besetzung der Rollen angestrebt, um manipulativ wirken zu können. Aus Konflikten werden Dramen. Um mit anderen in Beziehung zu treten, besetzt jede der beteiligten Personen – wie in einem Drama – eine der drei Rollen (Verfolger, Retter und Opfer), die sie während des Konfliktverlaufs wechseln können. Das Besondere ist: Auch innerhalb einer Interaktion können die Rollen wechseln. Dies führt zur Konfusion oder auch zum Durchbrechen der Struktur. Zu einer positiven Verhaltensänderung kommt es nur, wenn Du Dir die Struktur, die Rollenbesetzung und die Mechanismen im Dramadreieck verdeutlichst und durchbrichst. 5

Beispiel **Yoko gerät ins Dramadreieck**

In Yokos Pflegestation ist etwas schiefgelaufen. Um ihre Arbeit machen zu können, hätte Yoko die Daten von Mitarbeiterin Elfi gebraucht. Aber Elfi hat die Daten nicht geliefert. Dadurch hat Yoko Schwierigkeiten bekommen, obwohl sie nichts dafür konnte. Yoko ärgert sich, denn offensichtlich hat Elfi ihre Arbeit nicht richtig erledigt. Yoko spricht diesen Missstand offen aus, benennt Elfi als verantwortlich und macht keinen Hehl daraus, dass sie sauer ist.
Elfi ist zerknirscht und versucht, ihr Handeln zu rechtfertigen. Und schon ist auch Kollegin Silke zur Stelle. Sie ergreift Partei und verteidigt Elfie, in dem sie sagt: »Elfie macht das doch gut und richtig.«. Damit gibt sie Yoko das Gefühl, dass sie es ist, die etwas falsch gemacht hat. Dabei hatte Yoko doch recht, oder?
(Yoko ist Verfolgerin, Elfi das Opfer und Silke die Retterin).

Hier sind destruktive, herabsetzende Kommentare benutzt worden, mit denen wir uns alle schon einmal abgekämpft haben. Die gute Nachricht: Es gibt Möglichkeiten, aus einem solchen Kommunikations-Fiasko auszusteigen. Dafür ist es zunächst nötig, einen Blick auf die Struktur solcher Konflikte zu werfen, denn das Dramadreieck deckt eine klassische Konflikt-Struktur auf.

---

[18] Das Dramadreieck ist ein psychologisches und soziales Modell aus der Transaktionsanalyse, das zuerst von Stephen Karpman (1968) beschrieben wurde. Menschliche Verhaltensmuster, die nachvollziehbaren, aufgedeckten Regeln folgen und für Betroffene sehr ernst sein können, werden in der Transaktionsanalyse »Spiel« genannt.

Info

Für den Pflegeberuf hat das Dramadreieck eine hohe Bedeutung. Die Bedeutung des »Retters« kann für die zu pflegende Person eine erstickende, bedrohende und übermächtige Position werden, wenn die Hilfe größer wird als notwendig. Bedenke: Die zu pflegende Person begibt sich häufig ungewollt in Abhängigkeit des Pflegenden.

Setze Dich doch mal mit der Rolle eines potenziell »hilflosen Helfers«[19] auseinander. Schmidbauer beschreibt die Hilflosigkeit von Helfern und auch Pflegenden, die einem gehorsamen und überstrengen altruistischen[20] Ideal der sozialen Hilfen entspringen.

Tipp

Achte akribisch darauf, dass Deine Hilfe und Deine Pflege immer dem Wunsch und dem Arbeitsbündnis entspringen, das Du auf Augenhöhe mit Deinem zu pflegenden Menschen eingegangen bist – mache ihn nie zum Opfer Deiner Pflege und Hilfe.

Um Psychospielen zu entkommen, schlägt Stephen Karpman die Lösung und Analyse mit dem Dramadreieck vor. Jede Person hat eine bevorzugte Rolle: Retter und Verfolger suchen sich Opfer, Opfer suchen sich Retter und/oder Verfolger[21].

---

[19] Vgl. Schmidbauer W (1992 b): Hilflose Helfer: Über die seelische Problematik der helfenden Berufe. Rowohlt, Reinbek bei Hamburg.

[20] Unter altruistischem Handeln wird z.B. verstanden, wenn Menschen sich zum dienenden, unterwerfenden Handeln verpflichtet fühlen, z.B. durch religiöse Erziehung.

[21] Vgl. Karpman S (1968): Fairy tales and script drama analysis. Transactional Analysis Bulletin 7 (26), S. 39–43, S. 39–43

Tipp

Du kannst Psychospiele und Machtspiele beenden und offenlegen, damit sie aufhören. Du könntest sagen: »Lasst uns doch über die Sache reden!« Dies wäre ein guter Satz, um die Strukturen zu unterbrechen. Übe den Perspektiven- und Rollenwechsel – das lässt Dich und Deine Kommunikation stark werden. Zunächst hat jeder Mensch die Möglichkeit, nicht mehr abzuwerten und kann es ablehnen, Spiele zu spielen, das heißt autonom sein. Übernimm Verantwortung für Dich selbst und nicht für andere, die dies selbst können.

5.5 Horizontale Feindseligkeiten

Wenn die Atmosphäre in einem Team schlecht ist, könnte das ein Hinweis auf horizontale Feindseligkeit[22] sein. Horizontale Feindseligkeit bedeutet, dass sich Berufsangehörige auf gleicher Ebene gegenseitig das Leben schwer machen. Horizontale Feindseligkeit funktioniert nach dem Prinzip »Jeder gegen Jeden« und ist durch andauerndes Kontrollieren, Herabwürdigen und Abwerten gekennzeichnet.

Im Gegensatz dazu ist Mobbing eine konfliktbelastete Kommunikation unter Kolleg*innen oder zwischen Mitarbeitenden und Vorgesetzten, bei der die angegriffene Person unterlegen ist und von einer oder mehreren Personen systematisch und während längerer Zeit direkt oder indirekt angegriffen wird, mit dem Ziel, sie auszuschließen, was die angegriffene Person als Diskriminierung erlebt[23]. Feindseligkeit kann sich zu Mobbing entwickeln, wenn ständige und wiederholende verbale Angriffe stattfinden.

Woran ist horizontale Feindseligkeit erkennbar?

- Nonverbale Anspielungen (Augenbrauen hochziehen, Gesicht verziehen),
- verbale Kränkungen (verdeckte oder offene abfällige Bemerkungen),
- schroffe Antworten,
- Behinderung von Aktivitäten (sich abwenden, unerreichbar sein),

[22] Kathleen Bartholomew hat sich intensiv mit der Feindseligkeit unter Pflegenden und mit der Feindseligkeit zwischen z.B. Ärzten und Pflegenden und den Ursachen dazu befasst. Vgl. Bartholomew K (2009): Feindseligkeit unter Pflegenden beenden. Wie sich das Pflegepersonal gegenseitig das Leben schwer macht und den Nachwuchs vergrault - Analysen und Lösungen. Hogrefe, Göttingen.

[23] Vgl. Leymann H (1993): Mobbing: Psychoterror am Arbeitsplatz und wie man sich dagegen wehren kann. Rororo, Reinbek bei Hamburg.

- Zurückhalten von Informationen (über Arbeitsabläufe, Patient*innen etc.),
- interne Streitigkeiten (Sticheleien unter Kolleg*innen),
- jemanden zum Sündenbock machen (alle Schwierigkeiten einer Person anlasten).

Welche Ursachen hat horizontale Feindseligkeit?

- Hauptursache ist ein erhöhtes Stresserleben, begünstigende Faktoren sind:
  - Mehrarbeit, Zunahme der Mehrbelastung und Komplexität der Arbeitsabläufe und hohe Qualitätsanforderungen,
  - Zunehmendes Diskrepanzerleben zwischen Berufsidealen und -wirklichkeit
  - Abnahme der Erholungsressourcen durch Mehrfachbelastung (Zweitjob, Alleinerziehung, Pflege der Eltern etc.)
  - Neid und Konkurrenz,
  - Klima der Unterdrückung mit Ohnmachtserleben,
  - Mangelndes Fachwissen und die Unfähigkeit reflektieren zu können[24].

Kathleen Bartholomew (2009) kommt in ihrem Buch »Feindseligkeit unter Pflegenden beenden« zu der Erkenntnis, dass interne Auseinandersetzungen ein Kennzeichen von unterdrückten Gruppen sind und Werte, die von der untergeordneten Gruppe noch anfänglich geschätzt wurden, ihre Geltung verlieren. Diese Abwertung wirkt sich negativ auf das Selbstwertgefühl aus.

Welche Möglichkeiten gibt es, mit horizontaler Feindseligkeit umzugehen? Gegenmaßnahmen sind:

- Wertschätzender Umgang und Offenheit im Team,
- Abbau von starren Hierarchien,
- Schärfung des Bewusstseins für die Problematik,
- Schaffung eines Netzwerkes offener Kommunikation (Supervision, Besprechungen, Runde Tische etc.).

Horizontale Feindseligkeit steht häufig im Zusammenhang mit Projektionsphänomenen: *»Darunter versteht man seit Freud*[25] *das Hinausverlegen eigener (oft unbewusster) Wünsche, Erwartungen und Ängste in eine fremde Person.«*[26] *Nach Rosenberg sind »Analysen von anderen Menschen in Wirklichkeit Ausdruck eigener Bedürfnisse und Werte.«*[27]

---

[24] Vgl. Bartholomew 2009

[25] Sigmund Freud (1856–1939) war Arzt, Neurophysiologe, Tiefenpsychologe, Kulturtheoretiker und Religionskritiker. Er ist der Begründer der Psychoanalyse und gilt als einer der einflussreichsten Denker des 20. Jahrhunderts.

[26] Schmidbauer 1992, S. 111

[27] Rosenberg 2012, S. 36 u. 37

Friedemann Schulz von Thun erklärt die Projektion näher: *»Bestimmte seelische Vorgänge, die sich in mir unerkannt abspielen, projiziere ich nach außen und erkenne sie beim anderen. Oft sind es Gefühle und Impulse, die ich mir nicht eingestehen mag, die nicht in mein Selbstbild passen, die ich dann übersensibel beim anderen entdecke und nicht selten dann mit großer Heftigkeit bekämpfe.«*[28]

Beispiel **Astrid hatte die Nase voll**

Pflegedienstleitung Astrid muss erkennen, dass es auf einem Wohnbereich nicht mehr rund läuft, seit dort mehrere neue Mitarbeiter*innen eingestellt wurden. »Die »alten« Mitarbeiter*innen lästern nur. Sie sagen, dass die neuen Mitarbeiter*innen auch nicht viel Entlastung brächten und machen sie für alles zum Sündenbock. Angeblich würden sie andauernd etwas vergessen, arbeiten nicht im Team und beachten das Leitbild nicht. – Ich bin es leid. Nun haben wir schon neue Mitarbeiter*innen und dann so ein Aufstand!«

Astrid hat sich überlegt, zur Stärkung des Teams eine Fortbildung zum Thema Expertenstandard »Beziehungsgestaltung in der Pflege von Menschen mit Demenz«[29] anzubieten und anschließend mit dem ganzen Team essen zu gehen, damit sich alle kennenlernen können. Sie hofft auf eine Verbesserung der Zusammenarbeit ohne Feindseligkeit. Alternativ überlegt sie, Kollegiale Fallberatung[30] anzubieten oder dem Team Supervision vorzuschlagen.

Pflegende können Opfer von horizontalen Feindseligkeiten und struktureller Gewalt werden, da sie in Abhängigkeitsstrukturen und schwierigen Rahmenbedingungen arbeiten. Insbesondere Pflegefachkräftemangel und ständige Personalnot befördern horizontale Feindseligkeit. Feindseligkeit und Vorurteile verhindern Kreativität, Inspiration und Wertschätzung. *»Leute in Schubladen zu stecken und zu verurteilen, fördert die Anwendung von Gewalt.«*[31] Diese Erkenntnis von Rosenberg macht deutlich, dass es häufig um die Herabsetzung und Bevormundung von Personen geht und dass diese Machtspiele in Organisationen im Zusammenhang zu struktureller Gewalt stehen.

---

[28] Schulz von Thun 1996, S. 176

[29] Siehe DNQP Expertenstandards (2021)

[30] Vgl. Kriesten U (2019): Kollegiale Fallberatung - Professionelle Pflegekompetenz optimieren: Ein Lehr- und Praxishandbuch. Schlütersche, Hannover

[31] Rosenberg 2012, S. 36 u. 37

5.6 Strukturelle Gewalt in Organisationen

Starre Konzepte in Einrichtungen und Organisationen erzeugen strukturelle Gewalt. Hast Du Dich schon einmal gefragt, wie Du auf strukturelle Gewalt reagierst? Nimmst Du strukturelle Gewalt wahr, oder folgst Du blind allen aufgestellten Regeln und Verboten? Vertrittst und förderst Du strukturelle Gewalt verbal und durch Dein Verhalten?

Strukturelle Gewalt ist indirekte Gewalt[32]. Sie herrscht in einem Betrieb durch Vorgaben und Rahmenbedingungen in einem System. Strukturelle Gewalt verhindert gelingende Kommunikation:

- Starre Schlafzeiten, Aufstehzeiten, Essenszeiten, Badezeiten für sämtliche Patient*innen und Hausbewohner*innen in stationären Einrichtungen,
- Hausordnung, Leitfäden, Leitbilder, persönliche Einschränkungen durch Vorgaben,
- Kasernierung zur Zeit der Covid-Pandemie,
- Toiletten- und Kontinenztrainingszeiten,
- kein WLAN, kein Telefon,
- fehlende Barrierefreiheit,
- Gewalt durch Religion (Religion als Rechtfertigung für Gewalt oder Kriege, Rituale und Symbole einer bestimmten Religion in Pflegeeinrichtungen, Missachtung von religiöser Praxis und Spiritualität),
- feste Versorgungs- und Pflegezeiten, starre Besuchszeiten, Zwangsgemeinschaften,
- Vorenthalten bestimmter Genussmittel, z. B. Alkohol oder Tabak,
- mangelnde personenzentrierte Zuwendung und Kommunikation,
- Verhindern von würdevollem Sterben.

Übung

Frage Dich

Was macht Gewalt mit Dir? Wie gehst Du professionell mit struktureller Gewalt um?

- Spürst Du einen ständigen Gewissenskonflikt?
- Erlebst Du Konflikte zwischen Bedürfnissen der zu pflegenden Person und den Vorschriften der Einrichtung?
- Möchtest Du die Privatsphäre Deiner zu pflegenden Menschen wahren und ermöglichen – trotz einengender Vorschriften?
- Bewegst Du Dich nur zwischen Kompromisskorridoren?
- Sinkt Deine Frustrations- und Ambiguitätstoleranz (Akzeptanz anderer Sichtweisen und Widersprüchlichkeiten)?

[32] Vgl. Galtung J (2003): Cultural Peace: Some Characteristics. Transcend Articles Database./trancend.org

- Übst Du trotz struktureller Vorgaben Psychohygiene, realisierst Du Salutogenese und Kohärenz? (Sorgst Du für Dich selbst und pflegst Du Deinen Körper und Deine Seele? Folgst Du logischen Gedankengängen und praktizierst Du eine grundsätzlich positive Sicht auf Lebenssituationen und Herausforderungen?)
- Steigerst Du Deine Resilienz (innere psychische Widerstandsfähigkeit) und Reflexionsfähigkeit?
- Nutzt Du Copingstrategien (Bewältigungsstrategien) im Sinne der Steigerung Deiner Eigenverantwortung oder um im (schlechten und gewaltausübenden) System klarzukommen?
- Übst Du eine aktive Selbstpflege im bestehenden System Pflegeeinrichtung oder ignorierst Du das System?
- Übernimmst Du das Wertesystem in Organisationen unreflektiert?
- Spürst Du die Wechselwirkung zwischen struktureller Gewalt und der Gefahr für eine schwindende Professionalität?

All diese Phänomene können durch Kommunikation oder durch mangelnde Kommunikation deutlich gemacht werden – werde sensibel dafür! Sei Dir bewusst – Du bist Teil des Systems. Du machst mit im System. Gewaltige Systeme erzeugen gewaltige Reaktionen und gewaltige Gefühle. Sei Dir bewusst: Wenn Du aus dem System gehst (heraustrittst), gerät das System in Rotation und alle Rollen und Plätze werden neu verteilt. Wenn Du ein System verlässt, um ein besseres zu finden, solltest Du Dir bewusst machen, welche Rolle Du besetzt hast, damit Du nicht wieder in ein gleiches oder ähnliches System gerätst.

Tipp
Zur persönlichen Weiterentwicklung und Gewaltprävention tragen Supervision, Kollegiale Fallberatung, Fallbesprechung, Ethikberatung sowie Fort- und Weiterbildung bei.

Erkenne Abhängigkeits- und Machtstrukturen und höre auf Dein Bauchgefühl, es ist Deine Intuition. Deine Gefühle und Deine innere Stimme melden Dir wichtige Signale und machen Deine Intuition aus. Deine Intuition ist die Fähigkeit, Einsichten in Sachverhalte, Sichtweisen, Gesetzmäßigkeiten oder die subjektive Stimmigkeit von Entscheidungen zu erlangen, ohne groß darüber nagedacht zu haben und ohne verstandesgemäß dazu recherchiert zu haben. Deine Intuition ist geprägt durch Deine positiven und negativen Erfahrungen. Intuition ist die unbewusste soziale Kompetenz. Verleugne Deine Intuition nicht, sondern frage Dich immer: »Warum sagt mir meine innere Stimme dies?« – »Was hat meine Intuition mit der aktuellen Situation zu tun?« – »Wie kann ich die praktizierte Kommunikation zur gewaltfreien und gesunden Interaktion weiterentwickeln?«

5.7 Kommunikation unter Zeitdruck

Die Kommunikation unter Zeitdruck kennzeichnet häufig den Kontakt zwischen Pflegenden und zu Pflegenden. Personalknappheit, ökonomischer Druck und schwierige Rahmenbedingungen erschweren das Miteinander, den Beziehungsaufbau und eine gute Pflegequalität. Gespräche finden eher spontan und ungeplant statt. Wenige Sätze werden gewechselt. Sie bieten allerdings die Möglichkeit, kurze Informationen weiterzugeben, haben also zumindest den Charakter des Austauschs.

Die notwendige Zuwendung und Aufmerksamkeit und aktives Zuhören fehlen in der Regel bei einer Kommunikation unter Zeitdruck. Pflegende müssen den Wunsch nach einem ausführlichen und intensiven Gespräch häufig abwehren. Dies erschwert den Pflegeberuf enorm und provoziert bei Pflegenden Konflikte und nicht selten eine innere Zerrissenheit. Eine gemeinsame Absprache zu Zeit und Ort eines intensiven Gesprächs ist meistens unrealistisch.

Die Entscheidung für ein Gespräch zwischen Tür und Angel ist auch eine Entscheidung. Die Einsicht, die Rahmenbedingungen zu ändern, sich Zeit zu nehmen und den richtigen Ort für ein intensives Gespräch zu nehmen, können die Lebensqualität, Zufriedenheit und das Glück auf beiden Seiten positiv beeinflussen. Manchmal können spontane Beratungsgespräche, die den Anschein eines Tür- und Angelgesprächs haben, durchaus hilfreich im Pflegealltag sein. Es geht oft um schnelle Wissens- und Informationsvermittlung und es ist möglich, sich direkt und unproblematisch auf den zu pflegenden Menschen zu konzentrieren. Dennoch ist ein kleines Zeitfenster bei der spontanen Beratung notwendig und es darf nicht zu gegenseitigen Überforderungen kommen.

Beispiel **Yoko und die Gespräche unter Zeitdruck**

»Die Gespräche zwischen Tür und Angel sind eigentlich nur Floskeln und eher Abwehr als Zuwendung. Ich bin mir gar nicht sicher, ob ich in der Lage bin, ein wirkliches Gespräch zu führen. Aber ich möchte es lernen. Ich möchte die Kraft besitzen, wirkliche Gespräche zu führen. Ich werde mich dafür einsetzen, dass Zeit zur wirklichen Kommunikation wesentlicher Bestandteil von Pflege ist. Wenn ein schnelles Gespräch stattfindet, sollte es inhaltlich stark sein und ich möchte den Menschen zugewandt sein und ihnen Empathie vermitteln.«

5.8 Es war doch nur gut gemeint...

Du solltest sensibel sein für die Aussage »Es war doch nur gut gemeint«. Diese Aussage macht deutlich, dass es Unstimmigkeiten zwischen Ergebnis und der ursprünglichen Absicht gibt. Es liegt ein Mangel an Achtsamkeit und Respekt vor und mit dem Ausspruch »Es war doch nur gut gemeint« wird eine Entschuldigung und ein Erklärungsversuch abgegeben. Sobald Menschen einfach helfen, weil sie davon überzeugt sind zu wissen, was für den anderen gut ist, ohne den Menschen zu fragen, üben sie Macht aus. Der Schriftsteller Kurt Tucholsky hatte Recht, als er auf diesen Missstand aufmerksam machte: *»Das Gegenteil von gut ist nicht böse, sondern gut gemeint.«*

Macht und Respektlosigkeit und der Ausspruch »Es war doch nur gut gemeint« verbieten sich im Pflegeberuf. Für den anderen wird eine Entscheidung getroffen, die er weder kannte noch wollte. Es hat eine Grenzüberschreitung stattgefunden und der Pflegende hat kein Arbeitsbündnis mit dem zu Pflegenden geschlossen, bevor er gehandelt hat.

Übung

Frage Dich
- Gestaltest Du Deine Pflegebeziehungen ausreichend respektvoll?
- Holst Du Dir immer die Zustimmung Deines zu pflegenden Menschen oder seiner Bezugspersonen ein?

Jeden Menschen – unabhängig von Alter, Geschlecht und Herkunft – zu achten und zu respektieren, bedarf einer hohen Reflexionsfähigkeit und eines intensiven Übens. Es bedarf einer bewussten inneren Haltung und der Überzeugung, achtsam und respektvoll kommunizieren zu wollen.

Tipp
Entwickle eine reflektierte Sensibilität für negativ wirkende Kommunikationsphänomene, für Risiken und Ursachen potenzieller Kommunikationsstörungen, für Psychospiele, strukturelle Gewalt, Respektlosigkeit und erkenne horizontale Feindseligkeiten. Werde sensibel für die Ursachen von Kommunikationsstörungen und lerne präventiv und störungsmildernd zu intervenieren. Hüte Dich vor dem Ausspruch »Es war doch nur gut gemeint.«

5.9 Selbsttest: Kommunikationsbeeinflussende Gefahren wahrnehmen

Mit dem folgenden Selbsttest kannst Du überprüfen, ob Du sensibel bist für potenzielle Gefahren, die Deine Kommunikation beeinflussen.

Tab. 2: Selbsttest: Kommunikationsbeeinflussende Gefahren wahrnehmen

Kommunikationsbeeinflussende Gefahren	1 Triff gar nicht zu	2	3	4	5 Trifft voll zu
1. Ich höre bei beruflichen Gesprächen nicht auf dem Beziehungsohr.					
2. Ich bin in der Lage zu beobachten, ohne zu interpretieren.					
3. Ich übe konstruktive Kritik an der Sache und wertschätze mein Gegenüber auf Augenhöhe.					
4. Ich erkenne drohende Psychospiele und lasse mich nicht in darin verwickeln.					
5. Ich gerate nicht ins Dramadreieck und verwickle andere Personen auch nicht darin.					
6. Ich bin sensibel für horizontale Feindseligkeiten und unterbinde diese vorausschauend.					
7. Ich erkenne Zeichen für strukturelle Gewalt, kann diese wahrnehmen und wirke aktiv gegen.					
8. Ich unterstütze und fordere, dass über strukturelle Gewalt in meinem Arbeitsbereich gesprochen wird.					
9. Ich nutze Zeitdruck nicht, um beziehungsfördernde Gespräche zu vermeiden.					
10. Ich bin sensibel für Aussagen wie »Es war doch nur gut gemeint« und vermeide diesen Satz.					

An dieser Stelle erfolgt bewusst keine Auswertung zum Selbsttest. Denke selbstreflektierend über Deine Ergebnisse nach. Du kannst diesen Test allein durchführen oder alternativ auch mit Kolleg*innen. Du kannst somit den Test zur Selbst- und Fremdeinschätzung einsetzen oder als Diskussionsgrundlage zu Eurer Kommunikations- und Pflegekultur. Du kannst den Test im Lauf Deines weiteren Lebens, Deiner Ausbildung oder Deines Studiums (jedes halbe Jahr oder jedes Jahr) wiederholen.

Tipp

Führe ab jetzt ein Ideen- und Kreativbuch und lege Dein Schubladendenken ab. Erkenne Psychospiele und trainiere Deine Ambiguitätstoleranz (die Akzeptanz verschiedener Sichtweisen und Widersprüche).
Ein beginnendes Dramadreieck kannst Du nur durch das entgegengesetzte Verhalten stoppen. Werde nie Opfer, sondern lerne mit Deiner Kommunikation Täter zu entmachten und laut und klar »Stopp« und/oder »Nein« zu sagen. Distanziere Dich von horizontalen Feindseligkeiten – wehre Dich gegen sie, wenn Du sie erfährst oder wahrnimmst. Erlerne Wertschätzung, lasse sie als wesentliche Methode in Deiner Kommunikation zu und nutze sie in Deinem Leben.
Erarbeite Dir Denk- und Gestaltungsmöglichkeiten, um den Zielen und Ergebnissen Deiner Kommunikation orientiert, vorausschauend und kompetent zuarbeiten zu können.
Löse Dein starres Selbstkonzept. Dann tritt Dein Talent zutage.

6 Kommunikationstypen – Was Dir Personen signalisieren

Im folgenden Kapitel möchten wir mit Humor und einem Augenzwinkern deutlich machen, dass sich Kommunikationstypen auf Charaktereigenschaften und erlernte Verhaltensmuster zurückführen lassen. Viele Typen wirst Du erkennen und sicherlich in Deinem Alltag immer wieder antreffen. Die unterschiedlichen Kommunikationstypen stellen die unterschiedlichen Persönlichkeiten dar, die den Austausch und die Übertragung von Informationen auf verschiedene Arten und mit unterschiedlichen Verhaltensweisen praktizieren und Dich in der Kommunikation entsprechend herausfordern.

Wir wollen mit der Kommunikationstypologie keineswegs herablassend oder gar abwertend wirken. Die satirische Überzeichnung bzw. Karikierung soll Dir dabei helfen, die Chancen und Möglichkeiten im Umgang mit den Persönlichkeiten/Typen zu erkennen, damit Du den Umgang mit ihnen erlernen und im Arbeitsfeld nutzen kannst. Wir möchten zeigen, dass Kreativität Dir in der Kommunikation Türen öffnen und stereotypes Verhalten von Menschen verändern kann.

6.1 Kommunikationstypen, die Dir im Team begegnen

Im Team gibt es viele Persönlichkeiten, die alle gesehen werden wollen. Schenke ihnen Aufmerksamkeit, Anerkennung, Lob, Akzeptanz, Empathie, aber auch konstruktive Kritik. Hier sei der Vergleich mit den Verhaltensweisen in einem Zoo erlaubt: Jedes Tier im Zoo benötigt das richtige Futter, vielleicht auch Streicheleinheiten, ein adäquates Klima oder auch eine Höhle für den Rückzug. Der Zoo in unserem Verständnis ist das Spielfeld und der Rahmen, in dem Personen kommunizieren. Widerstand und Angriff entstehen fast immer aus Angst und Unwissenheit. Durch den Besuch im Kommunikationszoo kannst Du Erkenntnisse entwickeln und den Umgang mit den unterschiedlichen Kommunikationstypen erlernen.

Info
Die geschlechtsspezifische Zuordnung der Kommunikationstypen ist rein zufällig. Natürlich können alle Typen jeweils Frau oder Mann bzw. divers sein.

6.1.1 Die Drama-Queen

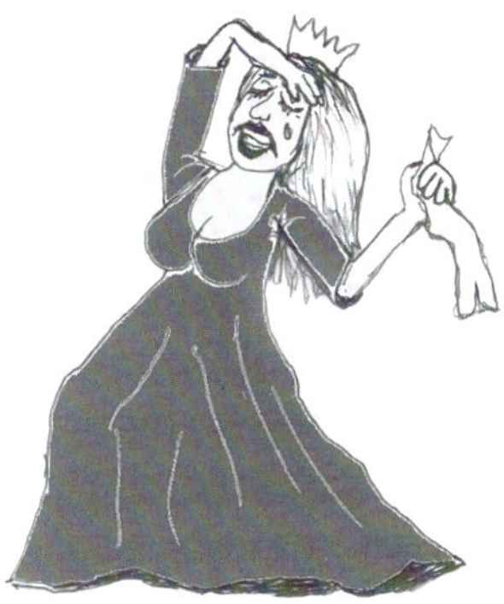

Die Drama-Queen ist Mann oder Frau, aber der Name spricht für sich. Sie möchte sich mit ihrer ganzen Persönlichkeit in Szene setzen und hat Angst davor, übersehen und nicht angemessen gewürdigt zu werden. Eine Ursache für dieses Verhalten kann sein, dass sie nie oder nie wirklich gehört hat, dass sie so in Ordnung ist, wie sie ist. Sie benötigt deshalb ständig viel Bestätigung und Anerkennung.

Was muss die Drama-Queen lernen? Sie muss akzeptieren, dass sie in Ordnung ist, und sie sollte zu einer toleranten partnerschaftlichen Kommunikation gelangen. Sie muss sich die Fragen stellen: »Was hat mich zu dem gemacht, wie ich bin? Was habe ich zu tun bzw. wie kann ich mein Verhalten optimieren?« – »Wie kann ich hinfallen, aufstehen, meine Krone richten, weitergehen und andere krönen und akzeptieren, damit meine Kommunikation nicht zum Monolog wird?« Erst wenn dies gelingt, erlangen Drama-Queens die Selbstakzeptanz.

Tipp
Gib der Drama-Queen etwas Bühne und Applaus. Sie benötigt immer ein Feedback. In der Kommunikation wäre es gut, wenn Du sie fragst:

- »Du hast ganz viele Punkte angesprochen. Was ist der wichtigste Punkt für Dich und welche Bedeutung hat er für Dich?«
- »Du hast schon viele wichtige Aspekte genannt, jetzt möchte ich auch auf einiges hinweisen...«

6.1.2 Die Plapperschlange

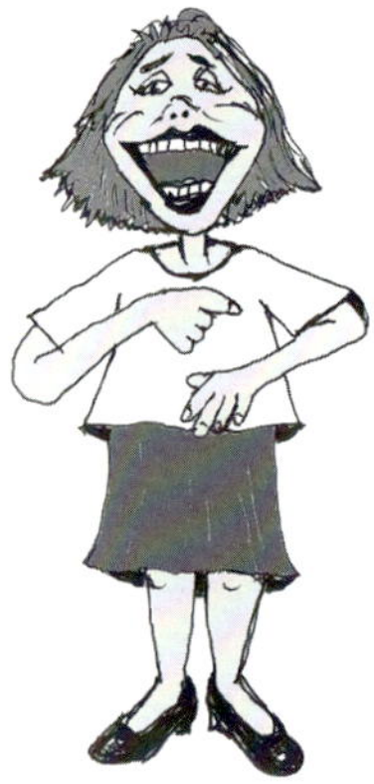

Die Erklärung, was eine Plapperschlange ist, fällt im Gegensatz zu ihren vielen Worten kurz aus: Die Plapperschlange redet nur, um zu reden. Nur so spürt sie sich selbst. Plapperschlangen möchten gehört werden, nach ihrer Meinung und Expertise gefragt werden.

Plapperschlangen müssen lernen zu differenzieren und anderen zuzuhören. Sie mussten sich in ihrem Leben vielleicht oft rechtfertigen und waren häufiger in Erklärungsnot. Sie benötigen deshalb dringend ein Feedback darüber, was an ihnen geschätzt wird. Dann können sie ihren eigenen Wert spüren und erkennen. Plapperschlangen müssen lernen, von der überbordenden Rechtfertigung zu einer offenen sachbezogenen Kommunikation zu kommen. Das schaffen sie nur mit guten Kolleg*innen oder Freund*innen, die sie im Team kollegial begleiten.

Tipp

Gib der Plapperschlange den nötigen Rückhalt und frage sie:

- »Was genau meinst Du, kannst Du es ganz konkret nennen?«
- »Ich höre was Du sagst.«
- Gib ihr eine Rückmeldung zu dem, was Du an ihren Worten gut fandest und was nicht.

6.1.3 Der Mundwinkeladvokat

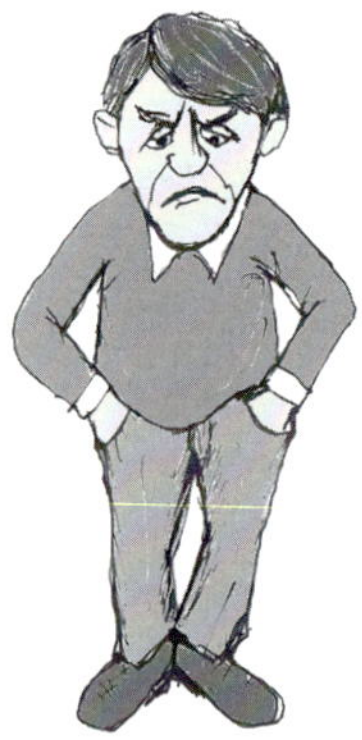

Der Mundwinkeladvokat hat das Recht gepachtet und ist davon überzeugt zu wissen, was richtig und falsch ist. Er beschäftigt sich deshalb sehr gern damit, wer möglicherweise wie und in welcher Art zu bestrafen ist. Typische Sätze von ihm sind: »Das kann rechtlich gar nicht sein.« – »Das ist überhaupt nicht erlaubt.« – »Das ist nicht möglich.« – »Dafür gibt es Gesetze.«

Der Mundwinkeladvokat richtet gerne über Einrichtungen, Institutionen und Kolleg*innen. Er verunsichert dadurch andere und erzeugt zurückhaltendes Schweigen oder sogar heftigen Streit. Eine Diskussion mit ihm beendet er meist mit dem Spruch: »Naja, ihr werdet schon sehen, was ihr davon habt.« Der Mundwinkeladvokat muss Reflexion und Offenheit lernen. Und: Er muss lernen, andere Menschen zu akzeptieren.

Tipp

Setze dem Mundwinkeladvokaten Optimismus und nachvollziehbare gute Ergebnisse entgegen:

- Zeige ihm, dass man handeln kann, indem jeder bei sich selbst anfängt.
- Sage ihm, dass seine Meinung nicht unbedingt richtig sein muss und es immer andere Perspektiven gibt.
- Fordere ihn auf, das Positive in bestimmten Streitpunkten zu sehen und frage ihn was er gut findet.

6.1.4 Der Feldherr

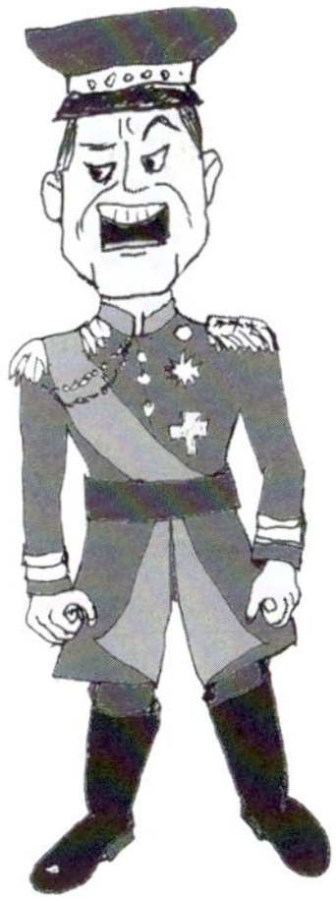

Der Feldherr meint, stets Ziele und den Weg dahin bestimmen zu müssen. Er ist immer im Kriegszustand und plant den nächsten Feldzug. Typische Sätze des Feldherren können sein: »Morgen bin ich bei der PDL, das sage ich Dir.« – »Wir müssen uns mal alle zusammenraufen und uns beschweren.« Die Gefahr, die im Team von ihm ausgeht, sind Alleingänge und Angriffe. Möglicherweise will er sich als unbesiegbar beweisen und keine Schwäche zeigen.

Tipp

Auch dem Feldherrn kannst Du die Frage stellen: »Was ist Dein konkreter Vorschlag, wie ist Dein Ziel?« Der Feldherr braucht klare Erfolge und Tätigkeitsbereiche, damit er keine Alleingänge unternimmt. Er muss ins Team einbezogen werden, durch Lob und Kritik und indem man ihn beteiligt und sagt, wie gut und wie schlecht etwas im Dienst gelaufen ist. Er braucht das Feedback, dass jeder im Team wichtig ist und unterschiedlich gute Fähigkeiten hat.

6.1.5 Der Besserwisser

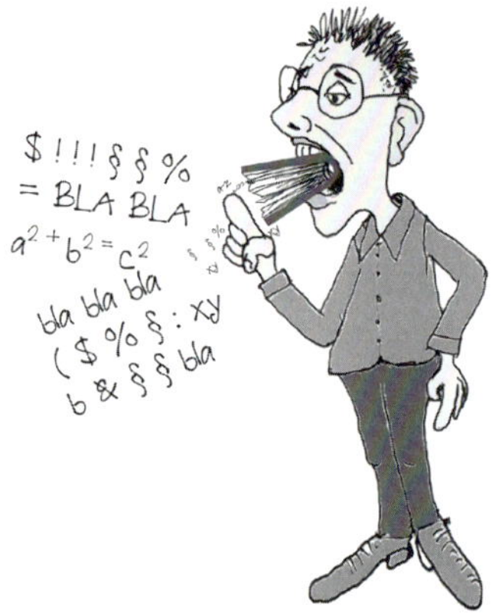

Der Besserwisser zeichnet sich dadurch aus, dass er alles besser weiß bzw. meint, dass er alles besser weiß. Der Besserwisser sagt etwa: »Man kann die Pflegeplanung ganz anders aufbauen und schreiben.« – »Das ganze Dokumentationssystem könnte man viel besser gestalten. Ich weiß nicht genau wie, aber es könnte viel besser strukturiert sein.« Wenn der Besserwisser nicht mehr weiter weiß, geht er auch gern zu einem persönlichen Angriff über.

Auch der Besserwisser hat in seinem Leben bislang wenig Bestätigung und Wertschätzung erfahren, dafür aber viele Misserfolge erlebt. Vielleicht waren es schlechte Schulnoten oder viel Kritik in der Kindheit, wie etwa: »Aus Dir wird nie was«. – »Das lernst Du nie.«

Tipp

Der Besserwisser braucht Aufgaben und muss an Erfolgen gemessen werden. Stelle ihm Fragen:

- »Was meinst Du genau, was ist Dein Lösungsvorschlag?«
- »Ich möchte, dass diese Aufgabe von Dir übernommen wird.« (Der Besserwisser benötigt klare Ansagen).

Lobe ihn, wenn er nicht besserwisserisch daherkommt und gib ihm das Feedback: »Es ist wichtig was Du sagst«.

6.1.6 Der Kleinmacher und Lästerer

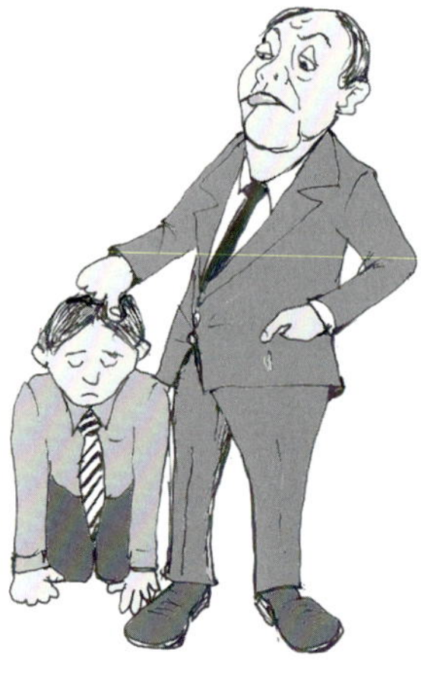

Der Kleinmacher und Lästerer macht das, was Menschen mit guter Erziehung nicht machen – lästern! Er setzt Menschen herab und entwürdigt sie. Die Ursachen fürs Lästern liegen oft im Neid, im geringen Selbstwertgefühl und im Mangel von positiven Erfolgen und Bewertungen. Die Gefahr, die von Lästerern ausgeht, ist die Vergiftung des Klimas im Team.

Tipp

Der Kleinmacher und Lästerer benötigt viel Anerkennung und Erfolge:

- Gib ihm klare Aufgaben und mache ihm deutlich, dass Psychospiele und Lästereien unerwünscht sind.
- Kleinmacher und Lästerer leiden unter Konkurrenz-, Neid- und geringem Selbstwertgefühl. Du solltest sie dazu auffordern, dass sie ihr Handeln und ihre Kommunikation reflektieren.
- Ermögliche ihnen adäquate Fort- und Weiterbildungen.

6.1.7 Der Utopist

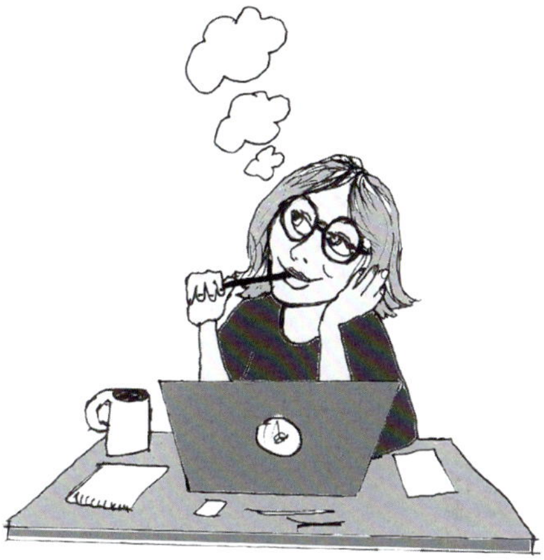

Der Utopist sucht Erklärungen und Lösungen, die nur schwer umzusetzen sind. Er ist gefangen in unerfüllten Träumen und Wünschen und weiß nicht wohin mit seiner Überkompetenz. Der Utopist stellt Theorien und Visionen vor und möglicherweise wittert er auch Verschwörungen, z. B.: »Optimal wäre, wenn sich jeder seine Dienstzeiten und Bewohner*innen aussuchen könnte. Das sollte man anstreben.«

Tipp

Nicht jede Vision muss unerfüllt sein. In mancher findet sich auch ein kleines Puzzleteil, das tatsächlich für eine Verbesserung genutzt werden kann. Sei dem Utopisten gegenüber offen:

- Nutze seine Vision, lasse das Team über die Vision des Utopisten kurz diskutieren.
- Mache aber auch deutlich, dass Du nicht alle Probleme im Beruf lösen kannst.
- Der Utopist benötigt das Feedback: »Ich finde, Du hast tolle Ideen. Was könnte von Deinen Ideen machbar sein? Was meinst Du genau?«

6.1.8 Die Power-Lady

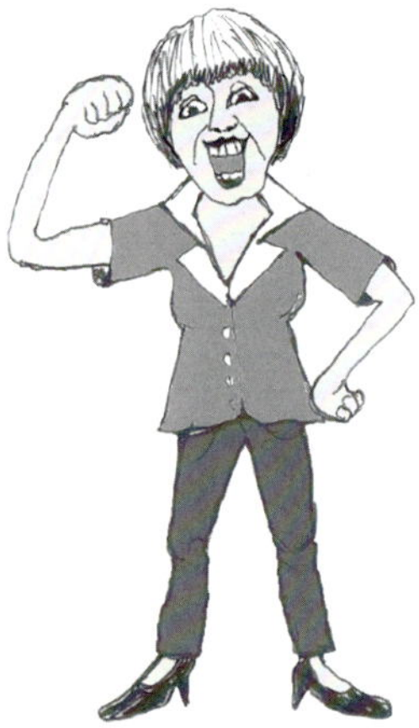

Die Power-Lady packt alles an, ist hoch motiviert und wird stets verantwortungsvolle Positionen anstreben. Ein Gewinn fürs Team, keine Frage. Sie kann Kolleg*innen begeistern und in gute Teamarbeit führen. Aber eine hohe Motivation hat auch ihre Schattenseiten. Die Power-Lady ist burnoutgefährdet, weil sie sich keine Zeit für sich selbst nimmt. Es besteht auch die Gefahr, dass sich manche Kolleg*innen von der Power-Lady überfordert und überrumpelt fühlen, weil sie selbst nicht über die gleiche Kraft und Motivation verfügen.

Tipp

Lass der Power-Lady Freiheit und Gestaltungsmöglichkeiten, aber mache ihr deutlich, dass es auch noch andere im Team gibt, die mitgenommen und eingebunden werden müssen. Sage Ihr: »Du bist sehr engagiert und hast viel Kreativität und Power, aber verliere den Blick für das Ganze nicht und vergiss nicht Deine Kolleg*innen.«

6.1.9 Der Miesmacher

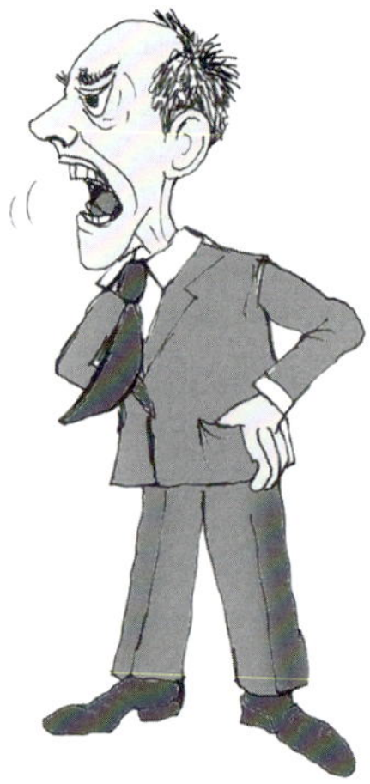

Der Miesmacher ist generell unzufrieden. Er suhlt sich in schlechter Stimmung, verbreitet diese gern nach allen Seiten und findet rein gar nichts Gutes an seiner Arbeit. Der Miesmacher sagt etwa: »Ich habe noch nie in einer so unorganisierten Einrichtung gearbeitet.«

Der Miesmacher ist noch schlimmer als der Mundwinkeladvokat, da er überhaupt kein Interesse an einem konkreten Thema oder an einer guten Pflege hat. Er fühlt sich nur gut, wenn er alles mies macht.

Tipp

Der Miesmacher verlangt ein kluges und sachliches Vorgehen von Dir.

- Der Miesmacher benötigt die persönliche Ansprache, wie etwa: »Mir ist aufgefallen, dass Du vieles sehr kritisch siehst und schlecht redest, das finde ich schade für unser Team. Mach doch einfach Änderungsvorschläge, über die wir uns fachlich austauschen können.«
- Versuche ihn im Gespräch aufzufordern, sich an verbindliche Absprachen zu halten.
- Überlege und bereite Dich auf Besprechungen und Übergaben vor: Welche Gegenargumente könnte sich der Miesmacher überlegt haben? (Ggf. hilft eine Tabelle: Was spricht dafür, was spricht dagegen?).
- Der Miesmacher muss auch manchmal vor die Entscheidung gestellt werden: »Möchtest Du hier wirklich weiter mitmachen?«

6.1.10 Der Schützling

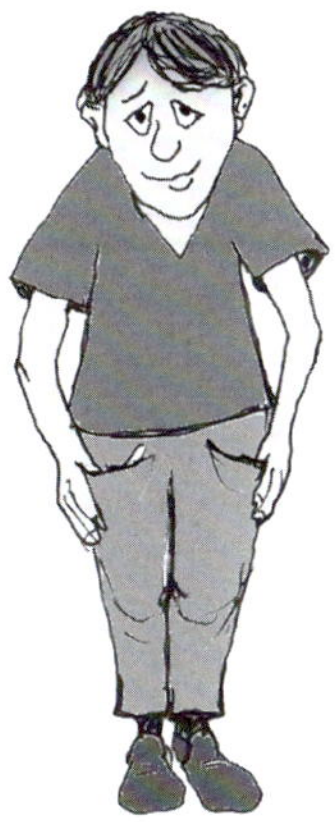

Der Schützling wirkt schwach und unselbstständig. Er braucht viel Zuwendung und Zuspruch. Da er aber sehr sozial und zuverlässig ist und möglicherweise sehr gerne in einem helfenden Beruf arbeitet, ist er sehr wichtig für das gesamte Team. Er hilft bei allem und allen und ist immer da, weil er Nähe und Schutz sucht. Möglicherweise hat er Angst vor Verantwortung oder ist noch sehr jung und unerfahren.

Tipp

Der Schützling benötigt Hilfe, denn allein schafft er seine beruflichen Herausforderungen nicht. Er will vom Team anerkannt werden und braucht Sätze wie: »Wir schaffen das.« »Was wären wir ohne Dich? Du wirst hier gebraucht.«

- Übertrage ihm kleine Aufgaben, an denen er wachsen kann.
- Fördere ihn, lobe und unterstütze ihn. Dann benötigt er irgendwann keinen Schutz mehr und entdeckt auch sein Talent.

6.2 Selbsttest: Welcher Typ bist Du?

Wie haben die Kommunikationstypen auf Dich gewirkt? Kennst Du die ein oder andere Person, die einem Kommunikationstyp entspricht? Kommen Dir Verhaltensweisen bekannt vor? Auch an dieser Stelle möchten wir Dir anbieten, darüber nachzudenken, welchem Kommunikationstyp Du selbst nahekommst. Du kannst mit dem folgenden Selbsttest einschätzen und überprüfen, welchem Typus Du zuzuordnen bist. Du kannst überlegen, wie Deine Verhaltensweisen auf Deine Kommunikationspartner*innen wirken.

Tab. 3: Selbsttest: Welcher Kommunikationstyp bist Du selbst?

Frage Dich selbst	Trifft gar nicht zu	Trifft voll zu
1. Ich habe Angst davor, übersehen zu werden.		
2. Ich bin lebhaft und gern die Erste, wenn es um Meinungsäußerungen geht.		
3. Ich bin spontan und begeisterungsfreudig.		
4. Ich rede viel, weil ich glaube, dass ich nur dann auch gut verstanden werde.		
5. Im Reden spüre ich, dass ich da bin.		
6. Manchmal bin ich vielleicht etwas unkonkret in dem, was ich sage.		
7. Ich bin der Überzeugung, dass man Recht und Unrecht stets voneinander unterscheiden kann.		
8. Ich finde, dass ich stets auch die möglicherweise bitteren Konsequenzen für alle aufzeigen muss.		
9. Ich rechne oft mit einem schlechten Ausgang, wenn wir Neues beginnen.		
10. Ich glaube, dass man viele Dinge besser machen kann – und ich weiß auch, wie.		
11. Ich führe! Gern auch mit dem nötigen Nachdruck.		
12. Ich kämpfe für meine Überzeugungen.		
13. Ich weiß (fast) alles besser, weil ich viel Erfahrung habe.		
14. Ich erlebe oft, dass man mir nichts zutraut.		
15. Ich sehe schnell die Fehler in den Vorschlägen anderer.		
16. Ich liebe Tratsch und »Flurfunk«.		
17. Ich sehe oft die Fehler der anderen und rede auch gern darüber.		

Frage Dich selbst	Trifft gar nicht zu	Trifft voll zu
18. Ich finde, zu jedem Team gehört der offene Plausch über alle (die gerade nicht da sind...).		
19. Ich habe ständig neue Ideen, die ich gern umsetzen möchte.		
20. Ich finde, dass man ohne Bedenken erst einmal frei denken sollte.		
21. Ich finde, es muss nicht alles machbar, aber denkbar sein.		
22. Ich bin ständig top-motiviert.		
23. Ich springe ein – wo und wann ich gebraucht werde.		
24. Ich wünsche mir, dass meine Kolleg*innen genauso engagiert sind wie ich.		
25. Ich finde ständig Fehler und weise auch gern darauf hin.		
26. Ich bin eher ruhig und kritisch in meiner Grundstimmung.		
27. Ich finde meinen Arbeitsplatz nicht wirklich optimal.		
28. Ich arbeite am liebsten zu zweit oder zu mehreren.		
29. Ich helfe anderen gern.		
30. Ich bin eher vorsichtig damit, das Team anzuführen.		

Mache Deine Kreuze und schaue dann nach, wo Deine kommunikativen Talente bzw. Risiken hauptsächlich liegen.

1–3: Drama-Queen
4–6: Plapperschlange
7–9: Mundwinkeladvokat
10–12: Feldherr
13–15: Besserwisser
16–18: Lästerer
19–21: Utopist
22–24: Power-Lady
25–27: Miesmacher
28–30: Schützling

Möglicherweise hast Du Anteile von vielen Typen, aber vielleicht dominiert auch der Utopist oder die Power-Lady? Mit diesem Test wollen wir Dir nur ein wenig auf die Sprünge helfen. Wenn Du weißt, wie Du kommunizierst, kannst Du gezielt an Deinen Schwächen arbeiten und Deine Stärken noch bewusster einsetzen (oder auch mal zurückfahren, wenn Du feststellst, dass Du als Power-Lady die Grenzen der anderen zu wenig achtest).

6.3 Kommunikationstypen aus der Führungsperspektive

Ob als Bereichsleitung Praxisanleitung, Stationsleitung, Wohnbereichsleitung, Pflegedienst-, Einrichtungsleitung oder als Case-Manager*in, Koordinator*in oder in anderen Sonderaufgaben – Wenn Du in der Führung arbeitest, ist es Deine Aufgabe, alle Kommunikationstypen zusammen (zu) führen, Zusammenarbeit zu organisieren und Selbstverantwortung der Einzelnen zu fördern und anzuregen. Selbst die praktische Pflege bedeutet Führung: des zu pflegenden Menschen im positiven Sinne.

Wenn Du als Mitglied im Management, in der Führung von (Pflege-)unternehmen tätig bist, hast Du mit Organisation, Planung, Zielsetzung, Entscheidung, Delegation, Koordination, Information, Mitarbeiterbewertung und Kontrolle zu tun. Wenn Du das Sagen und das Treffen von Entscheidungen hast, verändert sich Deine Rolle. Deine Kommunikationspartner*innen reagieren anders auf Dich, als wenn Du gleichberechtigt eine/r von ihnen bist. Die Resonanz verändert sich und Deine Kommunikationspartner*innen betrachten, beobachten und interagieren mit Dir in einem anderen Kontext.

Mit der Übernahme einer Führungsaufgabe hast Du mit allen Kommunikationstypen zu tun, die Du bisher kennengelernt hast. Hinzu kommen noch weitere, die Du aus der Perspektive des Managements bzw. der Führung erkennen kannst. Bedingt durch Deine »mächtige Rolle und Position als Entscheider*in und Bewerter*in« verändern Deine Mitarbeitenden ihr Verhalten Dir gegenüber unwillkürlich (wundere Dich nicht – Du wirst ein wenig einsam in der Führung, aber das solltest Du verstehen).

Die Frage ist, wie kommst Du mit diesen Veränderungen klar, wie verändert sich Deine Kommunikation? Bist Du daran gewöhnt, dass Du bei Deinen Entscheidungen und in Deiner Position manchmal einsam bist und viel Verantwortung tragen musst? Um Dich herum arbeiten Menschen, die sich auf Dich verlassen, die unterschiedlich motiviert sind und Dich je nach Persönlichkeit unterstützen und fördern, behindern oder auch gegen Dich arbeiten. Auf jeden Fall bist Du umgeben von unterschiedlichen Charakteren und Kommunikationspartner*innen, die Dich beschäftigen und herausfordern.

Es folgen Typen und Charaktere, die Dir ebenso wie bei den im Kapitel 4.1 beschriebenen Persönlichkeiten nicht immer in Reinform, sondern vielmehr in Mischform begegnen.[33]

[33] Die geschlechtsspezifische Zuordnung der Kommunikationstypen ist rein zufällig. Natürlich können alle Typen jeweils Frau oder Mann bzw. divers sein.

6.3.1 Der Quartalskritiker

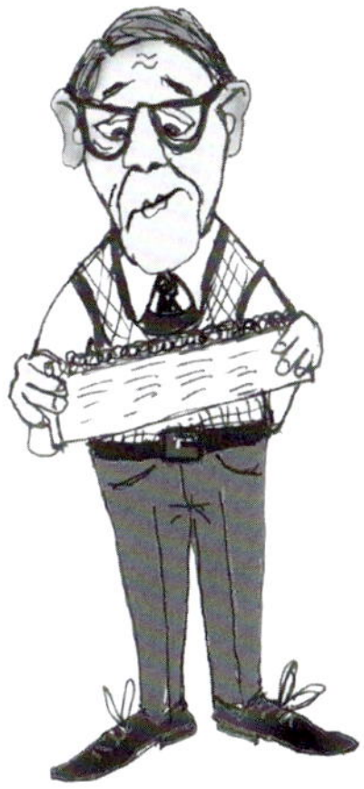

Der Quartalskritiker ist der, der vermutlich sein Zuhause als nicht schön und nicht angenehm empfindet, zumindest kann er sich nicht vom Arbeitsfeld lösen, ohne zuvor Dampf abzulassen. Zum Beispiel freitags, kurz bevor es ins freie Wochenende gehen könnte, kommt er zu Dir und belagert Dich mit unangenehmen Themen und Problemen, die er die Woche über erlebt hat. Er macht Dir Dinge und Entscheidungen zum Vorwurf, die in der Vergangenheit liegen und nörgelt herum. Besonders die jungen Kolleg*innen sind ihm oft ein Dorn im Auge. Er ist weder mit ihren neuen Methoden noch ihrem Erfolg einverstanden. Er beschimpft Dich, weil sich der Zustand (welcher auch immer) noch nicht verbessert hat und verlangt von Dir, sofort etwas zu unternehmen. Ihm geht es hauptsächlich darum, sein negatives Gefühl auf Dich übertragen zu wollen.

Der Quartalskritiker kann sich wiederholend nach getaner Arbeit nicht mit einem guten Gefühl in seinen Privatbereich verabschieden. Er sagt z. B. voller Wut: »Das sehe ich nicht mehr ein. Da musst Du jetzt was unternehmen. Du musst jetzt mit ihm/ihr (...) reden.«

Tipp

Erstmal musst Du das Muster erkennen. Du wirst seine Überfälle zunächst inhaltlich versuchen ernst zu nehmen, bevor Du erkennst, dass es nicht um den Inhalt und die Sache geht, sondern um die Übertragung des negativen Gefühls, dass den Quartalskritiker beschleicht. (Hierbei handelt es sich um ein typisches Beispiel für eine Projektion). Dem Quartalskritiker geht es nicht um die Sache an sich, sondern darum, seine negativen Gefühle auf Dich zu übertragen.
Du wirst lernen müssen, ihm keine Bühne mehr zu geben. Um Zeit zu gewinnen, kannst Du sagen: »Ich verstehe Dein Anliegen gut, wir werden Anfang der Woche einen Termin machen und die Dinge besprechen.« Signalisiere ihm: Motivation ist immer die Sache des einzelnen Mitarbeitenden.

Du wirst sehen, er hat die Woche über keinen Redebedarf, keinen Änderungsbedarf und keine neuen »Erkenntnisse« – die kommen erst wieder am Freitag. Dann betritt er Dein Büro und überschüttet Dich mit seinen Problemen.

Natürlich muss es nicht der Freitag sein, an dem Dir diese Begegnung widerfährt, sondern jeder Tag der Woche, wie auch beim folgenden Montags-Muffel.

6.3.2 Der Montags-Muffel

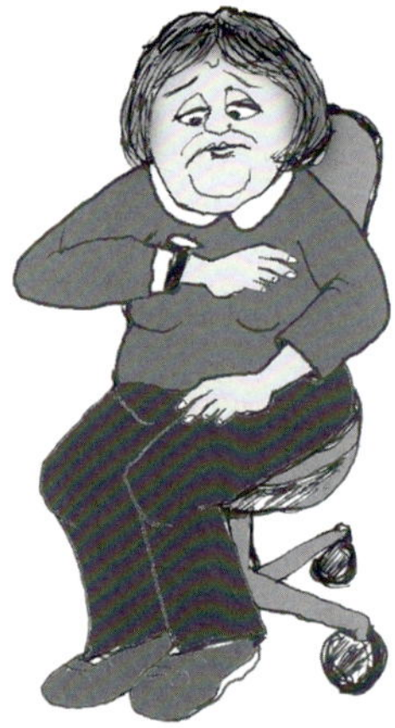

Es ist Montagmorgen und der Montags-Muffel hat den schwierigen Gang zur Arbeit zu bewältigen. Im Zyklus der Woche und im Gegensatz zum Quartalskritiker ist der Montag für ihn der schlimmste Tag. Eine ganze Arbeitswoche liegt vor ihm und vor 10:00 Uhr morgens verbreitet der Montags-Muffel keine gute Laune. Er fragt sich: »Warum soll ich mich anstrengen, das Gehalt wird schon kommen, auch ohne Anstrengung!« Er schaut auf die Armbanduhr und überlegt, wie lang die Woche ist, die vor ihm liegt und wie schön es wäre, jetzt zuhause sein zu können. Er geht über den Flur und versucht, Kolleg*innen für Flucht- und Ablenkungsgespräche zu finden. Er würde sich gern ins Homeoffice verabschieden. Deine Vorschläge und Arbeitsaufträge interessieren ihn wenig. Er hat viele Gründe, die dagegen sprechen, jetzt oder morgen mit dem Projekt zu beginnen.

Tipp

Du musst aufpassen, dass Du Dich an dem Montags-Muffel nicht abarbeitest. Montags-Muffel lassen sich extrinsisch nicht motivieren, genau wie alle anderen Menschen. Je mehr Du sie zur Arbeit aufforderst, desto mehr Gründe finden sie, die dagegen sprechen. Der Montags-Muffel meint es gar nicht persönlich und hat auch nichts gegen Dich, aber Du erscheinst ihm einfach zu motiviert.

- Du musst über kurz oder lang überlegen, ob Du dem Montags-Muffel vorschlägst: »Was meinst Du, welche Arbeit und welcher Arbeitsort wäre für Dich der richtige?«
- Du solltest einen Arbeitsortwechsel anregen oder den Montags-Muffel einfach nehmen, wie er ist und Dich nicht (mehr) über ihn aufregen.
- Zeige ihm klar und deutlich, dass Dich seine problematische Wochenvorschau nicht interessiert, sondern bleibe streng bei den Arbeitsthemen.

6.3.3 Die Eigentliche

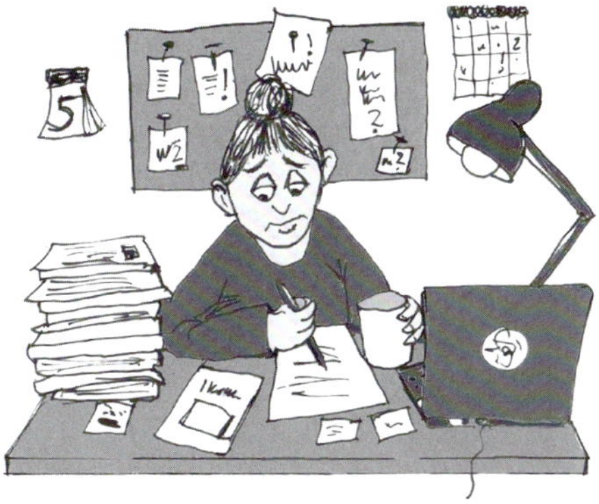

Die Eigentliche könnte auch die »Immer-noch-nicht-Fertige« genannt werden. Sie ist sehr vorsichtig, hat auf 1.000 Zetteln Wichtiges und Unwichtiges notiert. Sie ist immer latent überfordert, fühlt sich aber selbst unterfordert. Wenn sie zurückblickt, wollte sie »eigentlich« schon immer mehr und anspruchsvollere Dinge gemacht haben oder den Auftrag dazu von Vorgesetzten erhalten haben. Sie ist gefangen in ihrer Unsicherheit und in ihrem mangelnden Selbstbewusstsein. Deswegen ist sie übergründlich und verliert sich im Detail.

Die Chance, die Du (aber auch nur zeitweise) mit der »Eigentlichen« hast, ist die Arbeit unter hohem Zeitdruck. Dann hat sie einfach keine Möglichkeit, ins Detail zu gehen, sondern muss zügig liefern – überraschenderweise kann sie das dann auch sehr gut, denn sie ist ja eine durchaus kompetente Mitarbeitende. Ihr verstecktes Talent und Selbstverantwortung tritt dann zutage.

Tipp

Du musst erkennen: Die »Eigentliche« ist grundsätzlich motiviert und Dir gegenüber in der Regel positiv eingestellt, hegt aber durchgängig den Verdacht, nicht gut genug zu sein. Sie verdächtigt Dich kontinuierlich, dass Du mit ihrer Arbeitsleistung nicht zufrieden bist. Deshalb gilt:

- Signalisiere Ihr, dass sie gute und wertvolle Arbeit leistet und signalisiere Dein Vertrauen.
- Gib ihr viel positives Feedback. Darauf ist sie mehr angewiesen als die meisten Deiner Mitarbeitenden.
- Triff mit ihr immer klare Terminabsprachen.

6.3.4 Der Gönner

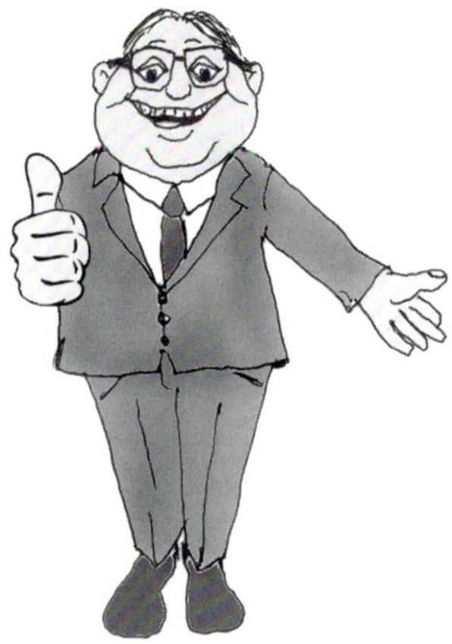

Der Gönner ist selbst nicht der absolute Fachmann, oft nicht besonders qualifiziert und kompetent, aber er ist Dir (ein wenig) vorgesetzt oder arbeitet auf Augenhöhe mit Dir. Er hat erkannt, dass er mit Deiner Arbeitsleistung und Deinem Können selbst gut fährt. Er kann gönnen und gönnt sich selbst etwas. Er lebt dadurch, dass er lobt und selbst auch gelobt wird. Er bedankt sich oft noch bei Dir, obwohl er schon nicht mehr in Deinem direkten Arbeitsumfeld tätig ist. Er arbeitet nach dem Motto: »Leben und leben lassen«.

Du kannst Dich über seine wertschätzenden Worte und Verhaltensweisen freuen. Du solltest ihm mit gleicher Wertschätzung und mit Wohlwollen begegnen und ihm vertrauen. Ihr tut Euch gegenseitig gut. Das braucht der Mensch. Egal, ob der Gönner Dir vorgesetzt ist oder ob Du den Gönner führst, Gönner bereichern das Leben.

Tipp

Freue Dich über die wertschätzenden Worte und Verhaltensweisen des Gönners:

- Führe einen proaktiven, fröhlichen und positiven Kommunikationsstil mit ihm: »Ich freue mich, dass ich Sie/Dich in meinem Umfeld habe.«
- Begegne ihm mit gleicher Wertschätzung und Wohlwollen und vertraue ihm.
- Nutze ihn in schwierigen beruflichen Situationen als Fürsprecher und Verbündeten. Er kann Dein Joker sein.

6.3.5 Der Pharisäer

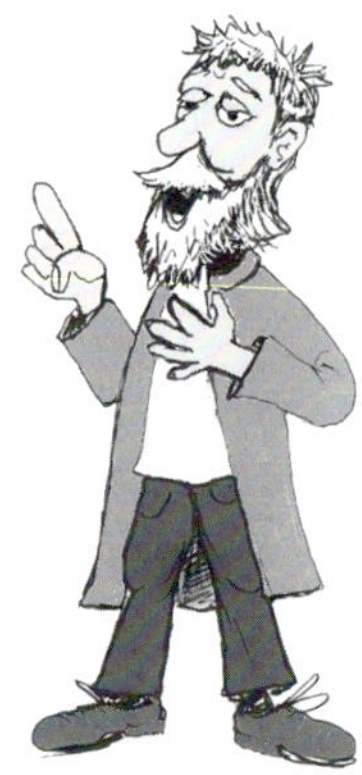

Leider wirst Du auch mit dem hochmütigen, heuchelnden, selbstgerechten und scheinheiligen Pharisäer zu tun haben. Nach vorn gibt sich der Pharisäer Dir gegenüber höflich und korrekt. Nach hinten gerichtet verfolgt er Vorschriften und Meinungen, die Dir zum Teil nicht bekannt sind. Der Pharisäer fühlt sich verpflichtet, seine eigenen Maßstäbe und Gesetze einzuhalten. Du bist ihm als

Person egal. Er möchte nur, dass Du Dich verhältst, wie er es für richtig hält. Den Pharisäer zu durchschauen, ist schwer, da er sich immer ein wenig abgesondert von den anderen aufhält und sich nicht in die Karten schauen lässt.

Tipp

Übe mit dem Pharisäer einen offenen und klaren Kommunikationsstil:

- »Ich verstehe Dein Vorgehen nicht in Gänze. Was Du privat machst, ist Deine Sache. Hier im Team wünsche ich Offenheit und Transparenz.«
- Wenn Du mit dem Pharisäer Probleme hast, solltest Du eine vertrauenswürdige Person zu Rate ziehen und klar sagen: »Ich bin nicht bereit, weiterhin mit ihm zu arbeiten. Was können wir tun?«
- Halte Absprachen mit dem Pharisäer schriftlich in einem Ergebnisprotokoll fest. Wenn Du mit dem Pharisäer zu tun hast, kannst Du den Joker (den »Gönner«) einsetzen.
- Wenn der Pharisäer Dein Vorgesetzter ist, solltest Du vorsichtig sein. Der Pharisäer hält sich für etwas Besseres. Er fühlt sich im Recht und verachtet den aus seiner Sicht zu Unrecht Handelnden. Er erkennt seine eigenen Schwächen und Fehler nicht und wird einen Konflikt nicht offen austragen wollen.

6.3.6 Die Loyale

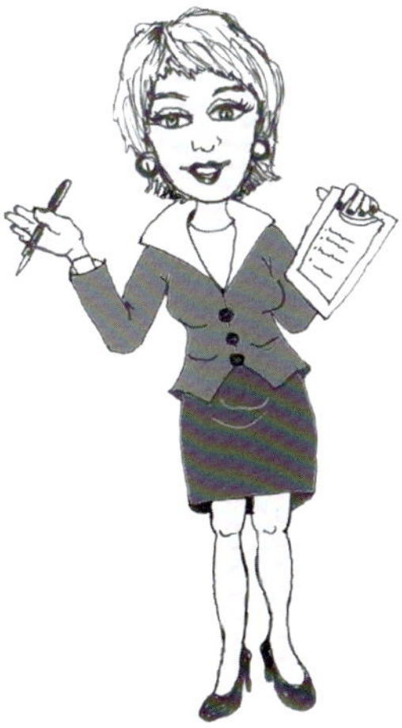

Von der »Loyalen« kannst Du alles haben: Sie ruht in sich selbst, verhält sich wertschätzend, wobei sie nicht übertreibt, arbeitet zuverlässig und wirkt nahezu makellos. Es ist ein Segen, loyale Mitarbeitende im Team oder als Vorgesetzte zu haben. Sie machen das Leben lebenswert.

Die Loyale läuft manchmal Gefahr, unter die Räder zu kommen und nicht ihre eigenen Interessen zu verfolgen. Viele Personen begegnen der Loyalen mit Illoyalität, wenn sie selbst nur schwer teamfähig sind und ihnen Treue und Verlässlichkeit schwerfällt. Die Loyale sagt gerne: »Ihr müsst auch unsere Chefin und die schwierige Situation verstehen. Wir sollten nun konzentriert weiterarbeiten.«

Tipp

Erkenne es an: Die Loyale kannst Du wunderbar zur Stabilisation des Teams nutzen. Sie wird Dich bei Entscheidungen unterstützen und für ein gutes Klima im Team sorgen.

- Bedanke Dich bei ihr gelegentlich für ihre ausgleichende und wohltuende Haltung: »Ich fühle mich glücklich, Dich bei mir zu haben. Wenn ich etwas für Dich tun kann, bitte sage es mir.«
- Achte darauf, dass die Loyale bei wichtigen Besprechungen teilnimmt, dann hast Du einen Garanten/Partner an Deiner Seite.

6.3.7 Die Besänftigerin

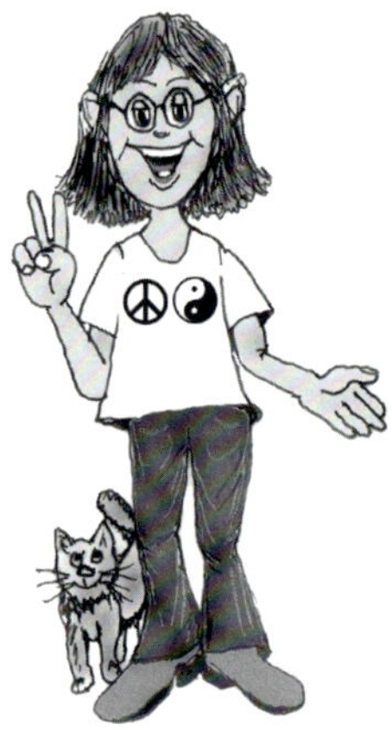

Ganz im Verborgenen wirkt die Besänftigerin wie ein Edelstein, der im Stein eingeschlossen ist, aber durch seine Strahlkraft wirkt. Die Besänftigerin ist selbst sanft, behutsam, gut ausgebildet, aber auch verletzlich. Sie ist im Team immer auf den Kompromiss bedacht und würde alles dafür geben, dass Frieden im Team herrscht. Sie ist die Schlichterin, sucht die Nähe zum Guten und übt trotzdem Distanz zu den Menschen. Sie mag keine Konflikte und kennt ihre eigenen Grenzen. Besänftiger*innen halsen sich gerne zu viel Arbeit auf, weil sie sich verpflichtet fühlen. Besänftiger*innen sind ein Segen für jedes Team.

Tipp

Sei Dir bewusst, welches Juwel die Besänftigerin für das Team darstellt.

- Du solltest die Besänftigerin walten lassen, da sie ein feines Gespür für Ungerechtigkeiten und Störungen hat.
- Achte darauf, dass die Besänftigerin nicht verletzt und ausgenutzt wird.
- Du musst sie schützen und wachsam darauf achten, dass sie sich nicht übernimmt.

6.3.8 Der Schmarotzer

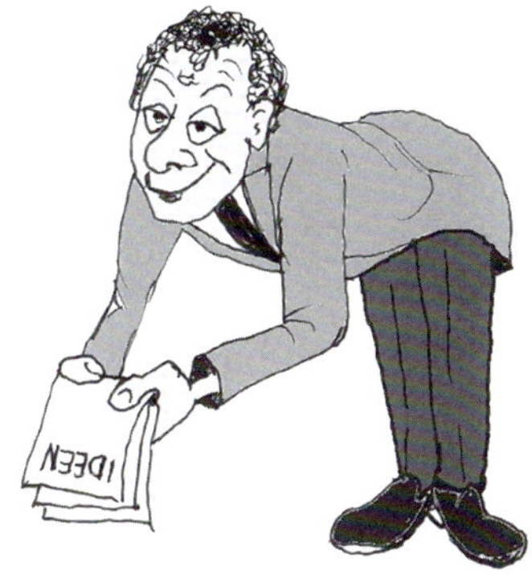

Hast Du ihn auch schon kennengelernt, den Schmarotzer, der sich bei Kolleg*innen einschleimt, mit der Absicht zu schmarotzen? Er möchte gute Ergebnisse anderer und auch Deine für sich selbst nutzen. Der Schmarotzer macht unangebrachte Komplimente und ist selbst primär antriebslos. Er hat angeblich alles »immer auch schon gewusst und gekonnt«, es aber nicht unter Beweis gestellt. Er weiß von sich, dass seine Fähigkeiten begrenzt sind, und kriegt die Kurve nicht zu eigenständigen Ideen und zum eigenständigen Denken und Handeln. Er ist immer auf der Lauer nach Arbeitsergebnissen anderer, die er für sich verbucht. Der Schmarotzer sagt gerne Sätze wie: »Du bist toll. Du bist genauso vorgegangen, wie ich früher.« – »Ja, genau, das habe ich damals genauso gemacht«, oder: »Du hast die gleichen Ideen umgesetzt, die ich hatte.« Er hält gerne Kolleg*innen von der Arbeit ab und möchte sich nicht nach einem vorgegebenen Zeit- und Arbeitsplan richten. Er wartet lieber auf fertige Ergebnisse.

Dem Schmarotzer musst Du als Führungskraft ganz klare Vorgaben machen, welche Dinge er in welcher Zeit erledigen soll. Ihm solltest Du verbal klar signalisieren, welche Aufgaben er eigenständig erfüllen muss, in welcher Zeit und zu welchen Konditionen.

Tipp

Frage ihn, was er erfüllen möchte. Halte Absprachen mit ihm schriftlich fest. Lobe ihn für Erfolge und achte darauf, dass er eigenständig erarbeitete Leistungen termingerecht abliefert und in Selbstverantwortung erarbeitet hat und vertritt.

6.3.9 Der Einzelgänger

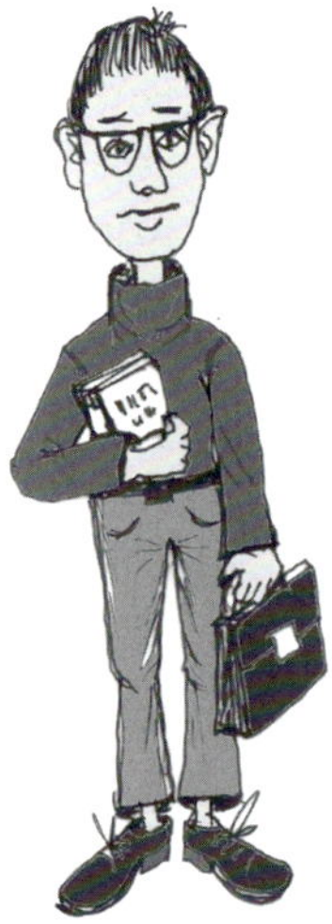

In nahezu jedem Team gibt es auch einen Einzelgänger. Der Einzelgänger ist still, zurückhaltend, introvertiert, wirkt schüchtern und vielleicht ein bisschen traurig. Dennoch macht er, was er will, ist in der Regel auf seinen Vorteil bedacht und lässt sich nicht in die Karten gucken. Der Einzelgänger ist kein Teamplayer und tut sich mit Absprachen inhaltlicher Art schwer. Termine versucht er einzuhalten, um seine Ruhe zu haben. Der Einzelgänger ist an Interaktion und Kommunikation nicht interessiert und beschränkt diese auf das Notwendige. Einzelgänger können dennoch loyal, verlässlich und fachlich gut bis sehr gut arbeiten. Es besteht aber die Gefahr, dass der Einzelgänger ein schlechtes Image hat, obwohl er hervorragende Leistungen erbringt. »Wenn man die Situation kennt, war das zu erwarten.« – »Das wundert mich nicht, das müssen wir abarbeiten«, sind typische Sätze, die ein Einzelgänger gerne von sich gibt.

Den Einzelgänger musst Du in seinem Wesen und in seinen Leistungen erkennen und wertschätzen. Du musst seine fachlichen Leistungen wahrnehmen und ihn fördern. Akzeptiere, dass er soziale Kontakte meidet und weniger kommuniziert.

Tipp

Ein Einzelgänger kann zwar manchmal sozial etwas sperrig wirken, aber ein guter Mitarbeiter sein. Er eignet sich hervorragend für Konzepte und Ausarbeitungen. Auch seine Meinung kann sehr interessant und wichtig sein, da er die Dinge häufig aus einer anderen Perspektive beobachtet.

- Mache seine Leistungen im Team deutlich.
- Sorge dafür, dass seine soziale Stellung im Team gesichert ist und er nicht wegen seiner fehlenden Interaktion ins Abseits gerät.

6.3.10 Die Emsige

Natürlich hast Du auch in Deinem Team die »Emsige«. Sie ist eine fleißige Arbeiterbiene, fragt nie nach mehr Geld, macht alles, egal, wie viel Arbeit auf sie abgewälzt wird. Sie ist immer eifrig und schnell. Sie denkt selbst nicht über ihre Entwicklungsmöglichkeiten und Karrierechancen nach, ist mit ihrer Position zufrieden und einfach nur fleißig. Sie konzipiert vielleicht nicht unbedingt innovative Ideen, dafür verfolgt sie gern standardisierte Ordnungen und Wiederholungen. Die Emsige sagt gern: »Das ist kein Problem, das mache ich, ist doch klar.«

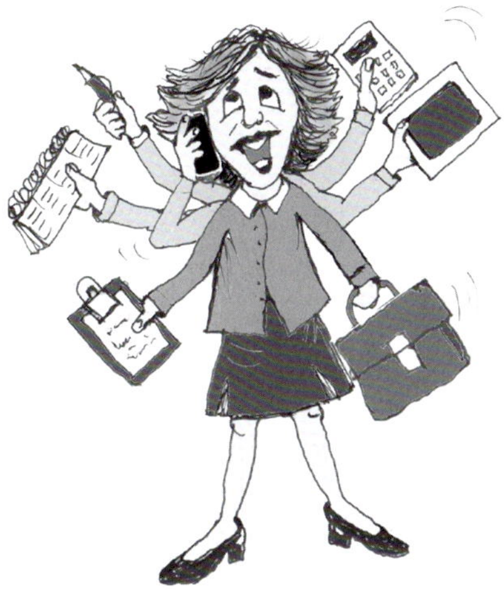

Tipp

Zu arbeitsreichen Zeiten kannst Du die Emsige gut einspannen, denn sie arbeitet zuverlässig, bis das Pensum geschafft ist. Aber sorge für eine gute Beziehung mit ihr:

- Kommuniziere mit ihr vertrauensvoll auf Augenhöhe und lasse auch Fragen und Informationen zum Privatleben zu.
- Akzeptiere und wertschätze sie, auch wenn sie sich nicht zu höheren Aufgaben berufen fühlt.
- Dennoch kannst Du durchaus anregen, dass sie sich fortbildet. Du solltest ihr sagen: »Du bist ein Stipendium wert.«

6.3.11 Der Will-alleine-machen-Typ

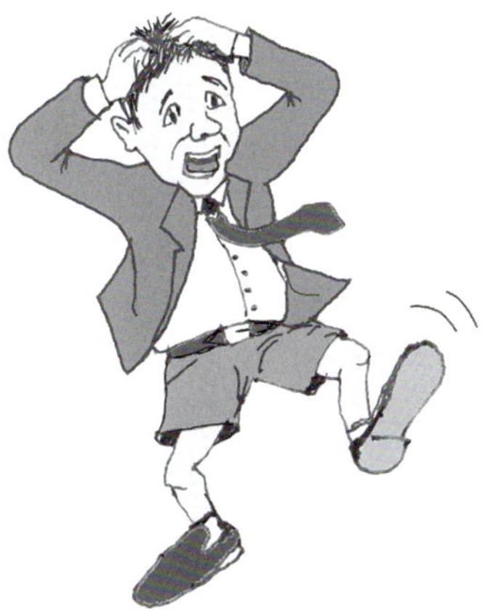

Der »Will-alleine-machen-Typ« wird problematisch, wenn er sich in Deine Führungsverantwortung einmischt. Er zeichnet sich dadurch aus, dass er ein wenig trotzig und infantil wirkt, obwohl er durchaus erwachsen, gut gebildet und lebenserfahren ist. Er ist immer emsig, rast- und ruhelos und fleißerfüllt. Für jede Führungskraft ist er eine Herausforderung, denn er möchte gern selbst aufs Podest, sucht den Ruhm und nutzt dabei auch Deine Kompetenzen und Erfolge, um sie für sich gewinnbringend einsetzen zu können. Das Klauen von Ideen empfindet er nicht als »Klauen«, sondern er ist der Meinung, dass sie ihm sowieso zustehen, kraft seines Amtes. Der »Will-alleine-machen-Typ« ist ein Antistar, ein C-Promi oder ein Königsmörder, da er den Ruhm der anderen nicht tolerieren und akzeptieren kann.

Anders als der Pharisäer, der hinterlistig vorgeht und dessen Absichten Du häufig nicht erkennen kannst, geht der »Will-alleine-machen-Typ« häufig ungeplant und hektisch vor. Dennoch wird er Dir Deinen Verantwortungsbereich nehmen und Dich machtlos machen wollen. Er ist gut vernetzt und setzt alles daran Dich in Deiner Position zu schwächen.

Bei dem »Will-alleine-machen Typ« hast Du nur drei Möglichkeiten: Entweder Du ordnest Dich ihm dauerhaft unter (was Du nicht tun solltest), oder Du verbrüderst Dich mit ihm (zumindest temporär) oder Du umreißt Deinen und seinen Verantwortungsbereich und die Zukunft Deiner Abteilung oder des Unternehmens.

Tipp

- Vermeide den Wettbewerb und fokussiere die (gemeinsame) Zukunft des Unternehmens und potenzielle Zielkonflikte. Reflektiere die Spannungen und denke über Coaching nach. Dir muss klar sein, dass Du oder das Unternehmen mit dem »Will-alleine-machen-Typ« den Kürzeren ziehen wirst, wenn es Dir nicht gelingt, ein gelingendes Konfliktmanagement zu realisieren oder den Wettbewerb zu beenden.
- Vermeide nach Möglichkeit den offenen Konflikt mit dem »Will-alleine-machen-Typ« ohne ein geplantes Konfliktmanagement. Du solltest Dich nicht mit ihm anlegen, verstehe: er benötigt Bewunderung und jubelnden Beifall.
- Löse Dich von ihm, bevor Du selbst Schaden nimmst.

6.4 Selbsttest: Umgang mit Kommunikationstypen aus der Führungs- oder Verantwortungsperspektive

Mit dem folgenden Selbsttest kannst Du reflektieren, wie Du auf die eben beschriebenen Kommunikationstypen reagierst. Wie verändert sich Deine Resonanz und Deine Interaktion, je nach dem, mit welchen Kommunikationstypen Du aus der Führungsrolle heraus zu tun hast?

Tab. 4: Selbsttest: Umgang mit Kommunikationstypen aus der Führungsperspektive

Frage Dich selbst	Trifft gar nicht zu	Trifft voll zu
1. Auf Mitarbeitende, die ad hoc ein negatives Gefühl auf mich übertragen wollen (wie beim Beispiel der Quartalskritiker), reagiere ich sachlich, respektvoll und ausgeglichen. Ich erkenne die Projektion hinter dem Handeln und vertage das angeblich so aktuell wichtige Thema auf einen vereinbarten Termin.		
2. Mitarbeitende, die wiederholt unmotiviert und destruktiv im Team agieren (wie z. B. den Montags-Muffel) befrage ich sachlich nach dem Stand der Arbeitsprozesse. Ich lasse mich von dem destruktiven Gerede nicht beeindrucken und beteilige mich nicht daran.		
3. Mitarbeitende, die »eigentlich« schon immer mehr und anspruchsvollere Dinge tun wollten, aber nie dazu gekommen sind und nie mit ihrer Arbeit fertig werden (wie die Eigentliche), unterstütze ich durch konkrete Terminvorgaben und Absprachen. Ich traue ihnen Aufgaben zu, die sie sich selbst nicht zutrauen.		
4. Mitarbeitende, die mir Gutes gönnen und mich wertschätzen (der Gönner), empfinde ich als wertvoll unterstützend und für mein Leben wichtig. Ich genieße die Wertschätzung.		
5. Mitarbeitende, die hochmütig, heuchelnd, selbstgerecht und scheinheilig vorgehen (der Pharisäer), kann ich erkennen. Ich kann Ihnen deutlich zeigen, dass ich mich von diesen Tendenzen distanziere.		
6. Loyale und zuverlässige Mitarbeitende, die mich unterstützen und mir fleißig zuarbeiten (die Loyale), kann ich verbal wertschätzen und ich plane sie gezielt zu wichtigen Terminen mit ein.		
7. Mitarbeitende, die ruhig im Hintergrund arbeiten, Streit vermeiden oder schlichten (die Besänftigerin) und ausgleichend wirken, lasse ich walten und ich achte darauf, dass sie im Team nicht unter die Räder kommen oder ausgenutzt werden.		
8. Mitarbeitende, die selbst antriebslos und ohne eigene Ideen sind (wie der Schmarotzer), aber andere mit destruktiven Gesprächen von der Arbeit abhalten wollen, stoppe ich, indem ich verdeutliche, welchen Aufgaben sie in Eigenleistung, bis zu welchem Termin nachzukommen haben.		

Frage Dich selbst	Trifft gar nicht zu	Trifft voll zu
9. Mitarbeitende, die an Kommunikation und Interaktion im Team kein oder nur wenig Interesse haben (der Einzelgänger) kann ich verstehen. Ich unterstütze sie in ihrer Rolle im Team, solange ihre Arbeitsergebnisse der Sache dienlich sind. Ich bin an ihren häufig distanzierten und anderen Meinungen interessiert.		
10. Mitarbeitende, die im Hintergrund emsig, fleißig und selbstlos arbeiten (die Emsige) und nicht an ihr eigenes Fortkommen denken, unterstütze und fördere ich. Ich kommuniziere mit ihnen vertrauensvoll auf Augenhöhe. Ich sage ihnen, dass ich heilfroh bin, sie im Team als Mitarbeitende zu haben.		
11. Mitarbeitende, die den Will-alleine-machen Typ verkörpern und denken, dass Ruhm und Wert ihnen selbst zustehen, kann ich so lange Bewunderung geben, wie es mir selbst nicht schadet. Ich kann mich von ihnen ausreichend distanzieren und erkenne ihr eigennütziges Handeln.		

Konntest Du Dein Verhalten einschätzen? Konntest Du reflektieren, wie Du auf die einzelnen Typologien reagierst? Nur wenn Du weißt, wie Du kommunizierst und auf wen Du gerade reagierst, kannst Du gezielt Dein Verhalten optimieren. Häufig reagiert der Mensch gerade auf die Verhaltensweisen beim Gegenüber, die ihn selbst beschäftigen und ausmachen. Versuche selbst Deine Haltung zu beschreiben. Entspricht Deine Haltung den Parametern Wertschätzung, Offenheit und Akzeptanz? Wenn ja, dann bist Du auf dem Weg zu einer verantwortungsvollen und respektvollen Persönlichkeit.

Tipp

Erkenne, dass es viele Kommunikationstypen gibt, die Raum, Wertschätzung und positive Rückmeldungen benötigen. Sie wollen Anerkennung und Bestätigung ihrer Person.

Wende eine offene Art der Wertschätzung an und begegne Deinen Mitarbeitenden mit Akzeptanz und trainiere, ihnen positive und ehrliche Feedbacks zu geben.

Setze die Erkenntnis über die Wirkung von Anerkennung und Lob nicht als Macht, sondern als partnerschaftliche Geste ein. Dies gehört zur Kommunikations- und Führungskompetenz.

Übung

Geeignet oder nicht?

Welche Personen sind aus Deiner Sicht für die Führung nicht geeignet, besetzen die Position aber?

Hältst Du Dich für eine Führungsposition geeignet? Wenn ja, welche Bausteine und Kompetenzen würden Dich zu einer noch besseren Führungsperson reifen lassen?

Moderne Führungskräfte führen anders als früher. Die alten pyramidalen Systeme benötigten vor allem Management und Hierarchie. Moderne, vernetzt organisierte, agile Unternehmen hingegen benötigen Leadership. Damit rücken neue Führungskompetenzen in den Vordergrund.

Kennst Du die Unterschiede zwischen Managen, Verwalten und Führen? Bei Führung bzw. Leadership steht der Mensch im Fokus – beim Management hingegen alles, was sich organisieren lässt: das Planen, Umsetzen und Kontrollieren von Prozessen, Strukturen und Standards. Das Verwalten möchten wir hier gar nicht näher vertiefen, da Verwaltende keine Mitarbeitenden und auch keine Kommunikationsvarianten im Fokus haben. Verwaltende haben das auftragsgemäße Kümmern um etwas (z. B. eine Vereinskasse), das Ausüben eines Amtes und eben das Verwalten, aber nicht das Gestalten im Blick. Im besten Falle fokussiert Verwaltung auf Leitung, nicht aber auf Führung.

Der wesentliche Unterschied zwischen Leitung und Führung ist der, dass Leitung auf einer formalen Position/Funktion basiert, die eine Person in einem Unternehmen einnimmt. Führung dagegen ist unabhängig von der offiziellen Position. Sie basiert auf der Zustimmung der Geführten. Wenn Du leitest, gibst Du Handlungen, Arbeitsabläufe und Vorgehensweisen vor. Du leitest an, wie etwas gemacht wird und Deine Mitarbeitenden arbeiten anweisungsorientiert. Dies führt in aller Regel auf Dauer zu wenig Gegenliebe bei Deinen Mitarbeitenden.

Wenn Du führst, erklärst Du das »Warum« und den Sinn von Abläufen, Entscheidungen und Handlungen. Du erkennst bei den Kommunikationstypen (▶ Kap. 6.3) Potenziale, Vorlieben und Abneigungen. Du agierst mitarbeiterorientiert und beteiligst die Personen entsprechend ihrer individuellen Kompetenzen und Entwicklungswünsche. Der Sinn der Tätigkeit und der Aufgabenpakete wird klar und führt dazu, dass Deine Mitarbeitenden zufriedener sind und die Arbeitspakete bewältigt werden können. Die Mitarbeitenden haben die Chance, sich mit ihrer Arbeitsstelle zu identifizieren. Sie sind gern ein Teil Deines Teams. Sie können mitbestimmen und Reaktanz (eine Art Widerstand), Krankenstand und Fluktuation werden geringer.

Ähnlich verhält es sich bei den Begriffen »Manager« und »Leader«. Ein Manager analysiert, entscheidet, strukturiert, steuert, weist an, kontrolliert. Ein Leader inspiriert, involviert, ermöglicht, bereichert, dialogisiert und delegiert. Das Führen hat ethische, das Managen bzw. Leiten oder Verwalten vorrangig ökonomische Dimensionen. Führung entwickelt die Unternehmenskultur, das Miteinander und das Vorankommen. Ein Führender benötigt vor allem soziale und kommunikative, der Manager vor allem methodische Kompetenzen. Viele Managementprozesse werden aber zunehmend digitalisiert.

Du bist/wirst Führungskraft und damit vor allem Entwickler*in, aber nicht Manager*in oder Verwalter*in. Trotz zunehmender Digitalisierung, oder gerade deswegen, werden gute Führungskräfte benötigt. Führungskräfte müssen das können, was der Computer nicht kann und vermutlich nie können wird: Sie müssen vorrangig mit Menschen umgehen, brauchen also Führungsexzellenz und damit vor allem Sozial- und Kommunikationskompetenz.

Tipp
Überlege, wie Du Deine Rolle als Führungskraft ausfüllen möchtest. Reflektiere, was es heißt zu managen, zu verwalten oder zu führen. Um sozial und kommunikativ kompetent sein zu können, musst Du üben, üben, üben. Kompetenzen kannst Du nur entwickeln durch Anwenden, Wiederholen, Vertiefen, Reflektieren und Optimieren. So verhält es sich auch mit Deiner Kommunikations- und Führungskompetenz.

Genau wie Du benötigen Deine Mitarbeitenden Übungs- und Entfaltungsräume, damit sie handeln und agieren können. Um Top-Down-Ansagen zu machen und Arbeit einzufordern, braucht es kein ausgefeiltes Führungsverständnis. Betriebswirtschaftliche, ökonomische und methodische Fertigkeiten sind eben nur viel leichter zu erwerben als die facettenreichen und vielschichtigen Sozial- und Kommunikationskompetenzen.

Eine Führungskraft muss vornehmlich moderieren, koordinieren, inspirieren, netzwerken und vermitteln. Sie muss Türen öffnen, Hürden entfernen und Freiräume schaffen, damit die Leute lossprinten können. Manchmal müssen Führungskräfte auch wie ein Katalysator wirken. (Ein Katalysator erhöht die Reaktionsgeschwindigkeit und senkt die Aktivierungsenergie, ohne dabei selbst verbraucht zu werden).

Eine solche Führung sorgt dafür, dass Entfaltungsräume für Handlungsoptionen entstehen. Menschen entwickeln sich durch Selbstorganisation und Eigenverantwortung.

Entscheidungskompetenz lässt sie stark werden. Reflexionsfähigkeit macht sie kritisch und selbstsicher. Selbstinitialisierte Weiterentwicklung macht sie anspruchsvoll.

Solche Mitarbeitende verlangen von Dir als Führungsperson vor allem Sozial- und Kommunikationskompetenz. Individualisierte und konstruktiv geführte Gespräche und eine empathische Herangehensweise werden dabei zur wichtigsten Führungsaufgabe.

Prüfe Dich selbst: Möchtest Du eine Führungskraft, also ein Menschenspezialist werden und sein? Möchtest Du Möglichmacher*in und Brückenbauer*in in die Zukunft sein? Deine Hauptaufgabe besteht darin, Menschen dazu zu bringen, besser zusammenzuarbeiten und gemeinsam gute Entscheidungen zu treffen. Wenn ja – wie kann Dir dies gelingen? Das Konzept des reich gedeckten Buffets kann Dir dabei helfen!

7.3 Das reich gedeckte Buffet als Führungsprinzip in der Kommunikation

Wie gefällt Dir folgendes Bild: Du bist Führungskraft und um Dich herum sind eine Vielzahl von Kommunikationstypen. Dir stellt sich erneut und kontinuierlich die Frage: Wie soll ich mit all den unterschiedlichen Charakteren und Kommunikationsexpert*innen (oder auch Nichtexpert*innen) umgehen, wie soll ich mit ihnen kommunizieren?

Hier die erprobte Idee: Du stehst am reich gedeckten Buffet, auf dem die herrlichsten Speisen, Getränke und Geschenke stehen. All Deine Kolleg*innen können sich entscheiden, was sie sich auswählen. Du hast dieses Buffet gedeckt, wohlwissend, welche Speisen, Getränke und Geschenke beliebt sind und zu Deinen Kolleg*innen passen. Ebenso wohlwissend, wie Geschenke (Arbeitspakete) verpackt sein müssen, um die Gesamtaufgabe erfüllen zu können. Um das Bild und die Idee näher zu erklären: Speisen, Getränke und Geschenke stehen sinnbildlich für Arbeitsaufgaben, Arbeitspakete und Projekte, die im Pflegeunternehmen oder in Deiner Abteilung anstehen. Du trägst ihnen die Vielzahl von Aufgaben und Arbeitspaketen vor. Die Mitarbeitenden sehen die Fülle von Angeboten und Aufgaben. Die Mitarbeitenden haben nun erst einmal die Chance, sich von diesen Angeboten die passenden und für sie attraktivsten Arbeitsaufgaben, Arbeitspakete und Projekte auszuwählen. Würde Dir dieses Bild analog zum Führungskonzept gefallen? Entspricht es Deinem Führungsverständnis?

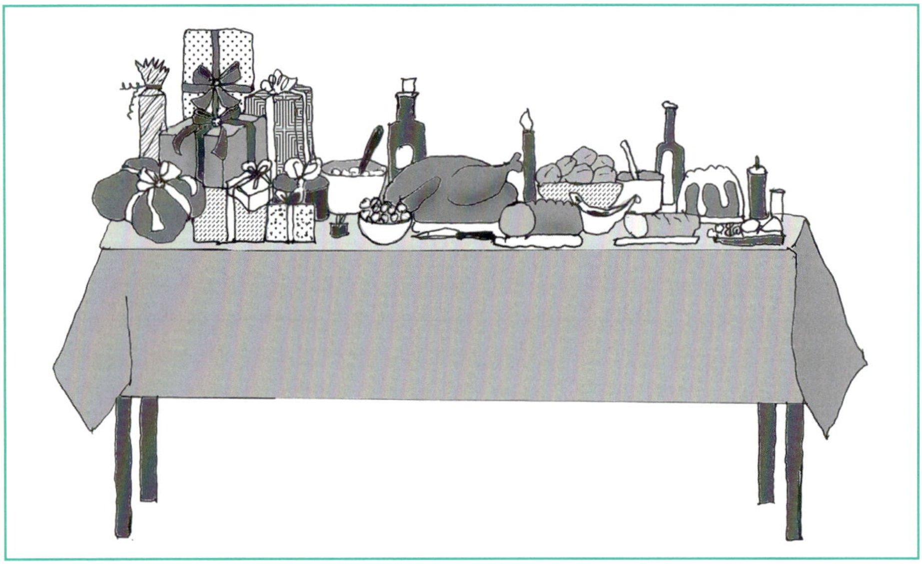

Abb. 2: Ein Buffet als Führungsprinzip.

Wenn sich die Wünsche und die Auswahl der gewählten Arbeitsaufgaben und Arbeitspakete Deiner Mitarbeitenden und ihre Entwicklungspotenziale mit Deiner Strategie decken, bist Du auf einem guten Weg. Frage Deine Mitarbeitenden auch, welche Arbeits- und Entwicklungspakete sie in fünf Jahren interessieren. So erfährst Du, welchen Weg sie gehen möchten und welche Karriereziele sie haben. Du kannst abgleichen, ob sich Deine strategischen Ziele für Deine Abteilung/Deine Einrichtung/Dein Unternehmen mit denen Deiner Mitarbeitenden decken und eine gezielte Personalentwicklung sowie Weiterbildungsplanung umsetzen.

Tipp

Frage neue Mitarbeitende nach den Tätigkeiten und Aufgaben, die sie bevorzugt ausführen und/oder übernehmen möchten. Interessiere Dich für ihre Stärken, Wünschen, Ressourcen und Entwicklungsabsichten. Im Gegenzug zeigst Du ihnen die Pakete, die auf dem Buffet auf sie warten.
Achte darauf, ob die Wünsche der neuen Mitarbeitenden in das vorhandene Arbeits- und Aufgabenrepertoire passen. Es gibt nichts Schlimmeres für Führungskräfte, als Mitarbeitende zu Aufgaben überreden zu müssen, die sie nicht ausführen möchten oder für die sie sich nicht kompetent fühlen.

7.4 Roter Teppich zum Buffet – Was Du als Führungsperson einsetzen kannst

Wenn Du weißt, wer was will, bist Du auf einem guten Weg. Mit diesem Prinzip kannst Du Deine Führungsaufgaben wahrnehmen und zugleich die strategischen Ziele der Abteilung/Einrichtung weiterentwickeln.

Wenn Du weißt, wer etwas will oder kann, weißt Du auch, wer etwas nicht will oder kann. Wenn Du die Stärken und Schwächen Deiner Mitarbeitenden kennst und beachtest – und Du musst sie kennen und beachten – bist Du auf dem richtigen Weg und Deine Führung wird gelingen. Aber sei Dir darüber klar, Führung ist kein statischer Prozess. Führung ist ein flexibler, sich verändernder Prozess. Mitarbeitende und Aufgaben verändern sich. Folgendes Bild (▶ Abb. 3) kann Dir beim Thema Personalentwicklung oder besser Mitarbeiterentwicklung (»Personal« gab es eher früher, als man noch herrschaftlich residierte…) helfen: Der rote Teppich wird/ist von Dir ausgerollt und Deine Mitarbeitenden können ihn beschreiten. Du weißt und entscheidest, wohin der Teppich führt, wie lang und wie komfortabel er ist und wer ihn beschreitet.

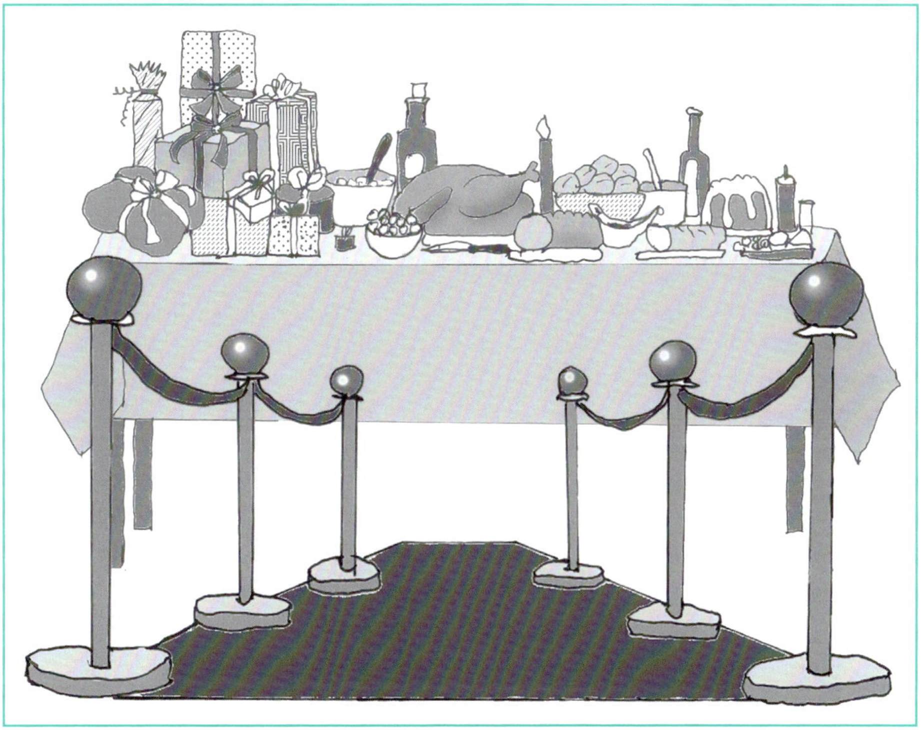

Abb. 3: Ein roter Teppich zum Buffet – das Prinzip der Mitarbeiterentwicklung.

Bereite die Themen (Arbeitspakete oder Aufgaben) gut vor, mache sie attraktiv, bevor Du sie aufs Buffet stellst oder direkt einem Mitarbeitenden anbietest. Dein Plan sieht folgendermaßen aus: Deine Mitarbeitenden sollen fröhlich, mutig und engagiert den Teppich beschreiten und zum Ziel/Erfolg oder zum geplanten Ergebnis gelangen. Baue nach diesem Prinzip die Mitarbeiterentwicklung, die Fort- und Weiterbildungen und die Karrierechancen Deiner Mitarbeitenden auf. Behalte Deine Mitarbeitenden aber genau im Blick: Für einige wird der Weg auf dem roten Teppich schwierig. Deine Mitarbeitenden entscheiden immer ganz individuell, ob, wohin und in welchem Tempo sie gehen möchten. Oft musst Du Fragen stellen, hinhören und nachjustieren.

Fragen und Zuhören sind eine der wesentlichen Führungsinstrumente, wenn nicht sogar die wichtigsten.

Du kannst das Prinzip des reich gedeckten Buffets durch den roten Teppich erweitern. Der rote Teppich zeigt den Mitarbeitenden den Weg zum Buffet, auf dem es die Geschenke und die Angebote gibt. Sie müssen lediglich den roten Teppich beschreiten, den Du ausgelegt hast. Ein Führen und Folgen kann so gelingen. Versuche Dich selbst und Dein Gegenüber zu hören, zu fühlen und zu sehen. Achte auf die Harmonie im Team.

Tipp

Zur Stärkung Deiner eigenen Ressourcen und zum notwendigen Perspektivenwechsel, den Führungskräfte regelmäßig praktizieren sollen, kann die Kollegiale (Fall-)Beratung[34] dienen. Mit der Kollegialen Fallberatung kannst Du Dich mit anderen, frei gewählten Führungskräften vernetzen und dazu beitragen, dass eine Kultur der gegenseitigen Unterstützung und Wissensweitergabe gestärkt wird.

Die Unterstützung des kontinuierlichen Selbstlernens der Führungskräfte durch die Kollegiale Fallberatung macht Dich und Deine Mitarbeitenden unabhängig von externer Beratung. Kollegiale Fallberatung kann flexibel, unbürokratisch und ressourcenschonend eingesetzt werden und hat den Nutzen, einen hohen Praxisbezug zu

[34] Vgl. Kriesten 2019

realisieren. Kollegiale Fallberatung verspricht Dir eine schnelle Wirksamkeit. Durch diese Methode können punktgenau jene Themen identifiziert werden, die Dich als Führungskraft umtreiben. Die entwickelten Lösungen der Kollegialen Fallberatung sind sofort umsetzbar. Durch den offenen und kollegialen Austausch der Führungskräfte untereinander werden Kontextbedingungen im Unternehmen und Dein eigenes Handeln reflektiert. Mit der Kollegialen Fallberatung kann eine Kultur des Voneinander-Lernens auch in Deinem Unternehmen geprägt werden. Idealerweise ergänzt die Kollegiale Beratung all die anderen Instrumente der Mitarbeiterentwicklung – und ist neben Trainings und Workshops oder Einzelcoachings ein Bestandteil im Portfolio zur Stärkung und Entwicklung Deiner Führungskompetenz[35].

Info
Gute Führungspersonen haben immer ein offenes Ohr für Fragen und Wünsche der Mitarbeitenden. Zufriedene Mitarbeitende sorgen für mehr Effizienz als ängstliche. Wertschätzende Kommunikation fördert die Wertschöpfung, und zwar nicht nur die ökonomische, sondern auch die humane und ethische.

7.5 »Man muss sie ein wenig lieben können« – Deine Prinzipien in der Führung

Systematische und wertschätzende Mitarbeiterführung ist primär Begegnung. Im Sinne einer positiven Führungskultur ist eine wertschätzende Kommunikation unabdingbar. Mitarbeitende sind Individuen und sie bringen ihre Ecken und Kanten, ihre zentralen psychischen Bedürfnisse mit ins Pflegeunternehmen, genauso wie an jeden anderen Ort dieser Welt. Menschen, die von Dir geführt werden, stellen Anforderungen an Dich als Führungsperson, die Dich in Deiner Kommunikation und Haltung herausfordern.

Bei der Kommunikation und Interaktion zwischen Menschen finden chemische Reaktionen statt. Begegnungen, verbale und nonverbale Informationen bewirken Verständnis, Unverständnis, Sympathie oder Antipathie. Begegnung erfordert eine Personenzentrierung, wenn sie gelingen soll. Um wieder in Bildern (▶ Abb. 4) sprechen zu können: Man muss seine Mitarbeitenden ein wenig lieben können, um ihnen gerecht werden zu können.

---

35 Ebd.

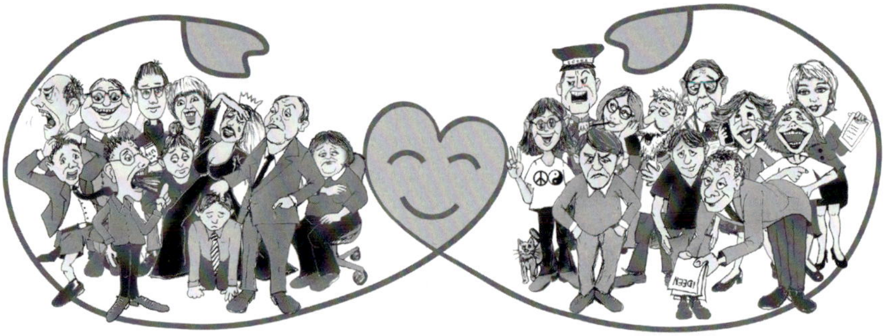

Abb. 4: Man muss sie ein wenig lieben können.

Der von dem britischen Sozialpsychologen Tom Kitwood entwickelte Ansatz der person-zentrierten Pflege befasst sich mit dem Umgang von Menschen mit Demenz und stellt die Einzigartigkeit der Person in den Mittelpunkt. Der Erhalt und die Stärkung des Personseins ist das oberste Ziel in der Betreuung von Menschen mit Demenz. Kitwood hat in seinen Untersuchungen festgestellt, dass jeder Mensch (nicht nur der mit Demenz) fünf zentrale psychische Grundbedürfnisse hat. Die Grafik (▶ Abb. 5) zeigt die zentralen psychischen Bedürfnisse als sogenannte Kitwood-Blume.[36]

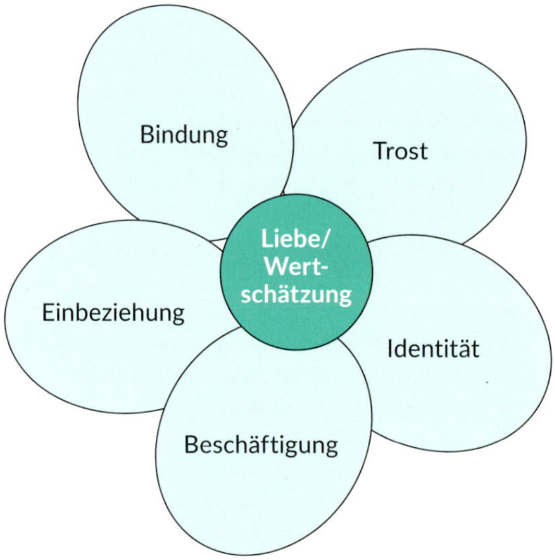

Abb. 5: Die Kitwood-Blume.

[36] Vgl. Kitwood T (2019): Demenz – der personenzentrierte Ansatz im Umgang mit verwirrten Menschen. Hogrefe, Göttingen.

Im Zentrum der Grafik steht die Liebe. Kitwood versteht Liebe nicht im Sinne einer privaten Liebesbeziehung zwischen Partner*innen, sondern als wertschätzende Haltung mit den Parametern: »Ich habe Zeit für dich.« – »Ich interessiere mich für dich.« – »Ich berühre dich.« – »So wie du bist, bist du ok.« In diesem Sinn wollen wir die Empfehlung »Man muss sie ein wenig lieben können« auch verstanden wissen, wenn es um die wertschätzende Haltung von Menschen in Führungspositionen geht. Alle Mitarbeitenden fordern von Dir als Führungsperson, dass Du sie einbindest, dass sie adäquat beschäftigt sind, dass ihre Identität anerkannt und geachtet wird, dass sie Bindung und gelegentlich auch Trost erfahren. Von daher kann Dir die Grundhaltung, Deinen Mitarbeitenden mit Liebe, Respekt und Wertschätzung zu begegnen, als wunderbare Basis dienen, um Kommunikation und Begegnung gelingen zu lassen.

Tipp

Achte die Grundbedürfnisse Deiner Mitarbeitenden. Reflektiere Deine Grundhaltung und die Gefühle Deiner Mitarbeitenden und Deine eigenen. Plane und nimm Dir Steuerungs- und Führungszeit. Du musst auf Dich, Deine Gefühle und Deine Ressourcen achten. Es nützt Dir, dem ganzen Team und auch Deinen Vorgesetzten nichts, wenn Du nicht mehr schwimmen und Lotse sein kannst, sondern untergehst.

8 Mit Verantwortung richtig führen

In diesem Kapitel möchten wir Dich auf jene Probleme aufmerksam machen, die Deine Machtposition als Führungskraft in der Kommunikation mit sich bringt. Kommunikation sollte auch in einer hierarchisch strukturierten Organisation symmetrisch und auf Augenhöhe stattfinden. Außerdem erfährst Du, dass Du gelegentlich einen Affen (englisch: Monkey) auf Deiner Schulter trägst, Dich also im Monkey Business bewegst – da heißt es aufpassen, dass das Tier nicht außer Kontrolle gerät. Nur dann kannst Du Dich vor Überlastung, Chaos und Anarchie bei Deinen Führungsaufgaben schützen.

8.1 Die Hühnerleiter der Hierarchie

Das fünfte Axiom von Paul Watzlawick »Kommunikation ist symmetrisch oder komplementär«[37] macht eine wesentliche Tatsache deutlich, die Du kennen solltest, wenn Du in der Führung tätig bist: Kommunikation findet entweder symmetrisch auf Augenhöhe statt, und zwar bei gleichberechtigten und gleich starken Partner*innen, oder komplementär. Komplementäre Kommunikation bedeutet, dass die Kommunikationspartner*innen nicht gleichberechtigt oder gleich stark sind. Wenn Du in der Führung tätig bist, hast Du es also grundsätzlich erst einmal mit komplementärer Kommunikation zu tun, bei der es einen »superioren (stärksten) und inferioren (schwächsten)« Partner[38] gibt.

Selbst wenn Du mit Deinen Mitarbeitenden stets auf Augenhöhe kommunizieren möchtest, musst Du Dir immer der Tatsache bewusst sein, dass es ein Machtgefälle

[37] Watzlawick/Axiome (2021)
[38] Ebd.

zwischen Dir und ihnen gibt – die Hühnerleiter der Hierarchie (▶ Abb. 6) ist nie weit weg. Die Hühnerleiter der Hierarchie verdeutlicht überspitzt die »Nichtkomplementarität« der Partner*innen. Bei der Hühnerleiter kann es passieren, dass der »Vorgesetzte« nur den Kot sieht, wenn er nach unten (zu den Mitarbeitenden) schaut. Die »Untergebenen« sehen dagegen nur den Hintern ihres Vorgesetzten, wenn sie nach oben schauen…[39].

Die Hühnerleiter der Hierarchie soll Dir bewusst machen, dass Du in Führungssituationen immer der Gefahr ausgesetzt bist, dass Du es mit einer nicht symmetrischen Kommunikation zu tun hast – auch dann, wenn Du eine Kommunikation auf Augenhöhe anstrebst, oder sie Dir (aus Deiner Sicht) gelingt.

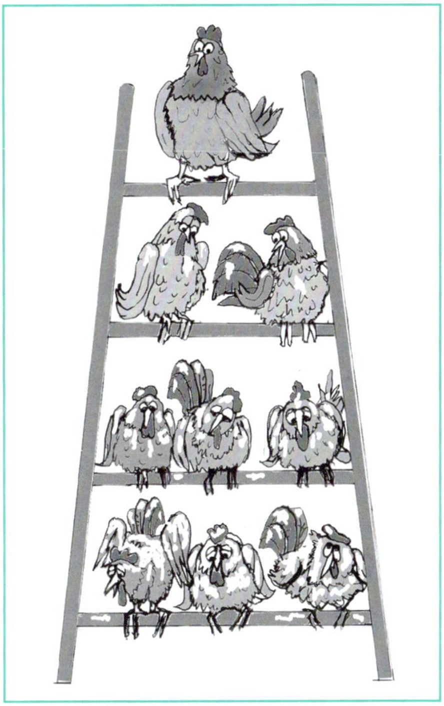

Abb. 6: Die Hühnerleiter der Hierarchie.

8

8.2 Monkey-Business

Neben der Hühnerleiter der Hierarchie solltest Du Dich auch mit der wesentlichen Frage befassen, ob Du während der Führungsinteraktion (wieder) den Affen auf der Schulter hast. Es lohnt, sich mit dem sogenannten »Monkey-Business«[40] zu befassen, um zu begreifen warum Aufgaben immer wieder bei Dir landen, Du also im Monkey-Business gelandet bist. Vorweg: Mit Monkeys (Affen) sind keineswegs unfähige Mitarbeitende gemeint! Die Monkeys (Affen) stehen nur symbolisch für die Verantwortung, die jeder Mitarbeitende in der Einrichtung zu tragen hat. Blanchard et al.[41] vergleichen die Aufgabe, die delegiert werden soll, mit einem Affen. Wer gerade an der Aufgabe arbeitet und für die nächsten Schritte verantwortlich ist, trägt diesen Affen auf der Schulter. Das kostet Zeit und Mühe: Der Affe will gefüttert, gestreichelt und unterhalten werden. Kein Wunder, dass Deine Mitarbeitenden unter Umständen zügig versuchen, den Affen wieder loszuwerden.

---

[39] Vgl. https://wirrklich.wordpress.com/2009/11/26/schaubild-der-hierarchie/

[40] Vgl. Blanchard K, Oncken W Jr., Burrows H (2002): Der Minuten Manager und der Klammer-Affe. rororo 14/2002. Reinbek bei Hamburg.

[41] Ebd.

Beispiel **»Da mache ich es doch lieber selbst…«**

Stationsschwester Manuela berichtet im Leitungszirkel: »Mein Stellvertreter Jonas war schon wieder bei mir und berichtete mir, dass er es nicht schafft, den Dienstplan zu schreiben. Bevor ich mir die dritte Ausrede anhöre, wieso er das nicht schafft, mache ich es doch lieber selbst.«
Die Abteilungsleiterin des Fachbereichs Chirurgie berichtet in der Leitungsbesprechung: »Ich delegiere und plane, aber wegen jedem Problem kommen meine Mitarbeiter*innen wieder zu mir. Ich habe es wirklich probiert, Aufgaben abzugeben, aber meine Mitarbeiter*innen machen alles falsch. Am Ende landet das Thema sowieso wieder bei mir. Da mache ich es doch lieber selbst.«

Die meisten Führungskräfte versuchen, Arbeit zu delegieren, machen dabei aber Fehler. Sie überlegen sich z. B. vor der Delegation nicht, ob die konkreten Mitarbeiter*innen wirklich für die Aufgabe geeignet sind. Das führt dazu, dass Aufgaben wieder auf dem Schreibtisch der Führungskraft landen. Wer die Delegation nicht beherrscht, treibt sich in die Überforderung.

Tipp

Frage Dich selbstkritisch aus der Führungsposition heraus:

- Bin ich zu schnell und kann ich nicht abwarten, bis Mitarbeitende die Arbeit erledigt haben?
- Bin ich ein Perfektionist, dem man es nicht recht machen kann?
- Bin ich der Meinung, dass keine/r so viel und so effektiv wie ich selbst arbeite?
- Macht es mir Spaß, wenn meine Mitarbeitenden sagen: »Das schaffe ich nicht.« Sage ich dann gern: »Ok, dann mache ich es selbst«?
- Kann ich schlecht Nein sagen und reagiere (zu stark) auf emotionale Begründungen meiner Mitarbeitenden, etwa (Schein)begründungen wie: »Ich bin noch nicht dazu gekommen. Ich hatte anderes zu tun«?
- Habe ich schon einmal gesagt: »Ich glaub, ich krieg 'nen Affen«?

Wenn Du nicht aufpasst, liegt die Verantwortung für unterschiedlichste Aufgaben immer wieder bei Dir – und der Affe springt auf Deine Schulter. Wenn Du das nicht rechtzeitig durchschaust, versammelt sich bald eine ganze Affenhorde auf Deinen Schultern. Ehe Du Dich versiehst, steckst Du fest im Monkey Business. Wenn Du so arbeitest, entmutigst und entmündigst Du Deine Mitarbeitenden.

Stattdessen hilft Dir das Folgende weiter:

- Lade Dir selbst nicht wieder den Affen auf.
- Locke den Affen nicht aktiv zu Dir heran.
- Bitte um etwas Zeit, um über eine Lösung nachzudenken.
- Überlege: Wen gibt es noch im Team, der Unterstützung bieten könnte?
- Überlege und schätze ein: Wird es der Mitarbeitende ohne Dich wirklich nicht schaffen?
- Erfrage bei Deinen Mitarbeitenden alternative Lösungsvorschläge. Wer das Problem hat, soll Dir drei Vorschläge unterbreiten.
- Sage: »Ich kann Dich verstehen. Was kann ich tun, damit Du die Aufgabe bewältigen kannst? Was würde Dir helfen?«
- Sage: »Darüber werde ich nachdenken. Ich bitte Dich auch alternative Lösungen zu suchen und mir vorzuschlagen.«

Beispiel **Astrid hat den Affen besiegt**

PDL Astrid berichtet im Leitungszirkel: »Früher habe ich dazu geneigt, meinen Mitarbeitenden Probleme abzunehmen. Heute weiß ich, dass ich sie damit unmündig und unselbstständig gemacht habe. Erst während einer Weiterbildung konnte ich mein Verhalten reflektieren. Heute nehme ich den Affen nicht mehr auf meine Schulter. Seitdem habe ich ein ausgeglicheneres Verhältnis zu meinen Mitarbeitenden.«

8.2.1 Mitarbeiter-Monkey-Business

Als Führungskraft musst Du auch darauf achten, dass Deine Mitarbeitenden sich nicht eine ganze Affenhorde auf die Schulter laden und Aufgaben von anderen Mitarbeitenden übernehmen.

Beispiel **»Ich arbeite doch so gern!«**

Altenpflegerin Nicola springt schon zum dritten Mal am Wochenende ein und übernimmt den Dienst ihres Kollegen Stefan. Ihre Erklärung: »Erst war Stefans Hund krank und dann bekam er Besuch von seinem Onkel aus Amerika. – Mir macht das Einspringen nichts aus. Ich arbeite doch so gern am Wochenende.«
Nicolas Verhalten bleibt nicht unbemerkt. Pflegedienstleiterin Astrid sagt deshalb zu ihr: »Nicola, das ist auf den ersten Blick sehr nett von Dir, so häufig einzuspringen. Aber frage Stefan bitte auch, welchen Dienst er dann für Dich übernimmt. Es sollte ein ausgeglichenes Verhältnis bleiben. Achte auf Deine Belastungsgrenze.«

Sei Dir im Klaren darüber, dass es Mitarbeitende gibt, die ständig nach Affen suchen, die sie sich auf die Schultern laden, ohne es bewusst zu wollen. Insbesondere Menschen wie die Emsige (▶ Kap. 6.3.10), die Loyale (▶ Kap. 6.3.6) oder die Besänftigerin (▶ Kap. 6.3.7) neigen zu diesem Verhalten. Und es gibt natürlich auch genügend Mitarbeitende, die gern ihre eigenen Aufgaben auf Kolleg*innen verteilen.

8.2.2 Chaos Monkey-Business

Entscheidungen nicht treffen, auf Stellungnahmen verzichten, Konflikte ignorieren – ein solches Führungsverhalten provoziert eine wahre Horde von Affen, allerdings auf der Schulter der Mitarbeitenden. Das kann zu Frustration führen, vielleicht aber auch zu Freude über die unverhoffte Verantwortung. In jedem Fall aber verschwinden mit dem Chaos Monkey-Business Autorität und Vorbildfunktion der so handelnden Führungskraft.

Wenn im Team keiner mehr Verantwortung übernehmen will, finden die Affen auf keiner Schulter mehr Platz[42]. Dann turnen sie ziel- und planlos umher. Wenn Verantwortung nicht getragen wird, ist ein Unternehmen nicht mehr steuerbar. Das Chaos bricht aus. Zuständigkeits- und Verantwortungskonflikte sind in vielen Teams an der Tagesordnung und in der Regel hochemotional.

Monkey-Business ist in diesem Fall nicht nur ein relativ freundliches Bild, sondern eine hochwirksame Methode, genau dieses Thema sachlich zu bearbeiten. Wer angefangen hat, Situationen aus der Monkey Business-Perspektive zu betrachten, wird feststellen, dass die Lösung vieler Auseinandersetzungen genau hier liegt[43]. Diese Auseinandersetzungen wären also vermeidbar gewesen, wäre den Beteiligten das Prinzip des Chaos Monkey-Business bekannt gewesen.

Delegationen und die Aufteilung von Tätigkeiten und Arbeitspaketen sollten überlegt und nachhaltig von Führungspersonen vorgenommen werden. Die Übertragung der Verantwortung für Aufgaben sollte in der Regel von den Mitarbeitenden nicht an die Führungsperson zurückdelegierbar sein. Eine Arbeitsaufteilung ist nie zufällig entstanden. Buffet und roter Teppich, die Grundhaltung »Man muss sie ein wenig lieben können« und Monkey Business können Dir gute Bilder bieten, die Dir bei der Übernahme und der Umsetzung Deiner Führungsaufgaben helfen. Verdeutliche Dir

---

[42] Vgl. Cordini M (2015): Monkey-Business. Wo sitzen die Affen in Ihrem Unternehmen? https://managementwissenonline.de/artikel/monkey-business

[43] Vgl. Ebd.

stets, wo der Affe gerade sitzt oder ob er Dir aktuell wieder angeboten wird. Erkenne die Mechanismen, die nach dem Monkey Business funktionieren. Verhalte Dich als Führungskraft eindeutig und nutze die Regeln: Der Affe kommt nicht zu Dir zurück.

Fazit **Führen lässt sich lernen**

Gute Führung kannst Du lernen und an Deinem Führungsstil solltest Du kontinuierlich arbeiten. Nutze zur Beratung, zum Perspektivenwechsel und zur Reflexion die Kollegiale (Fall)Beratung, wenn Du in der Führung tätig bist. Das Buch Kollegiale Fallberatung – Professionelle Pflegekompetenz optimieren: Ein Lehr- und Praxishandbuch[44] bietet Dir dazu eine direkte und einfach handhabbare Anleitung. Nutze die Erkenntnis »Wertschätzung schafft Wertschöpfung«.

[44] Kriesten 2019

9 Das Drei-E-Kommunikationsmodell der Balance

In diesem Kapitel erklären wir Dir anhand des Drei-E-Kommunikationsmodells der Balance, dass **E**motion, **E**mpathie und **E**rgebnisorientierung in direktem Zusammenhang stehen und aufeinander wirken. Emotion, Empathie und Ergebnisorientierung bewirken Balance, wenn Du sie gezielt, strukturiert und ausgewogen in Deiner Kommunikation einsetzt.

Das Drei-E-Kommunikationsmodell der Balance verhilft Dir zu starker Kommunikation in schwierigen Situationen, weil es Deine Gedanken in komplexen Gesprächen strukturiert.

9.1 Emotion, Empathie und Ergebnisorientierung

Wie behältst Du auch in schwierigen Kommunikationssituationen Deine Emotionen in Balance, oder wie bekommst Du Deine Gefühle in den Griff, um das Ziel Deiner Kommunikation erreichen zu können? In der Vielzahl und Regel der Fälle heißt das Zauberwort hierzu »Empathie«. Empathie kannst Du lernen[45], verfeinern, insbesondere kannst Du empathische und respektvolle Kommunikation lernen.

Im »Drei-E-Kommunikationsmodell der Balance« stehen Emotion, Empathie und Ergebnisorientierung im Dreieck zueinander (▶ Abb. 7). Der Kreis vereint die Dreieckkonstellation und verbindet sie zu einer Gemeinschaft. Im Zentrum des Modells steht der Sachkern. Emotion, Empathie und Ergebnisorientierung kreisen um diesen Kern

[45] Häufig wird diskutiert, ob der Mensch Empathie erlernen kann oder ob Empathie eine emotionale Gabe ist, oder möglicherweise beides.

der Sache, bedingen sich gegenseitig und bewirken in Kommunikationsprozessen störungsmildernde Verständigung, vorausgesetzt der Kern des Kommunikationsprozesses, also die Sache, bleibt im Fokus.

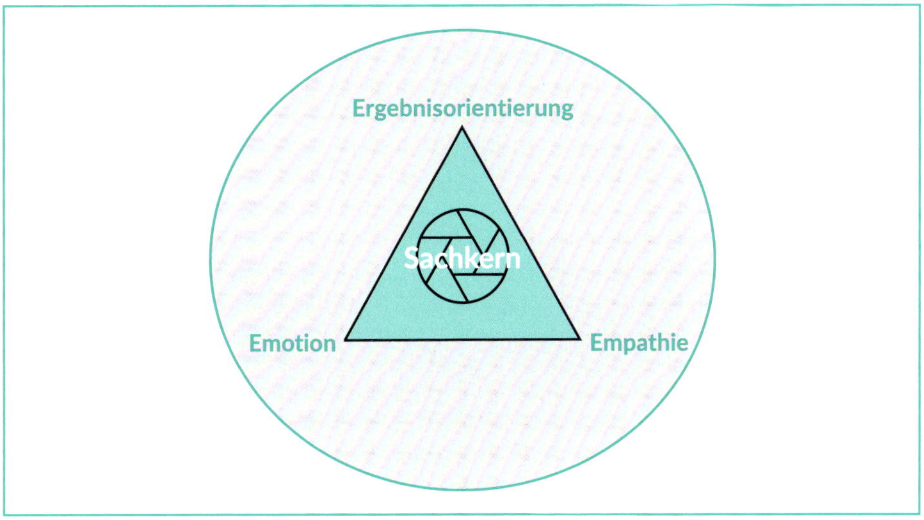

Abb. 7: Das drei E-Kommunikationsmodell der Balance.

Du erlebst täglich, wie stark Du von Sozialisation, Erwartungen, Umwelt und Erziehung abhängig bist und geformt wurdest.[46] Wie kann es Dir bei der Vielzahl Deiner Kommunikationsanlässe und -situationen gelingen, das jeweilige Ziel Deiner Kommunikation im Blick zu behalten, wenn Deine Gefühle übermächtig sind und unterschiedliche Erwartungen Dich beeinflussen?

Grundsätzlich sollten erst Emotionen (Deine eigenen und die Deines Gegenübers) erspürt, erfragt, reflektiert werden, um danach Missverständnisse zu klären, bevor Du Dich dem Sachkern zuwenden kannst. Die Person soll mit ihren Emotionen und Gefühlen gesehen werden, doch ins Zentrum der Kommunikation gehört die Sache, damit die Reflexion entsteht und die Persönlichkeit gestärkt wird.

[46] Auf Abhängigkeiten und Formungen reagieren gerade junge Menschen zunehmend emotional, auch im Lernverhalten.

9.1.1 Emotion

Emotion in der Kommunikation bedeutet für Dich: Formuliere Dein Gefühl und gehe in die partnerschaftliche Grundhaltung. Formuliere Deine Haltung, sage, was Dir wichtig ist und was Dir widerstrebt. Erkenne Dein Gegenüber an und verurteile es nicht – damit werden Vorurteile verhindert. Jeder Mensch ist ein emotionales »Schichtenwesen«[47], und hinter jeder Emotion stehen noch weitere Gefühle und Themen (z. B. Erfahrungen, Konflikte aus Familie und Beruf). In der Regel wird lediglich das oberste Gefühl mitgeteilt, doch dahinter verbergen sich noch mindestens zwei weitere Gefühle.

Tipp

Ein guter Einstiegsatz, um empathisch zu sein: »Mir ist wichtig, dass wir uns noch kurz austauschen, bevor wir zur Sache kommen.«
Alternativ: »Das Thema, was wir heute besprechen, ist sehr wichtig. Darum möchte ich gern als erstes über die emotionale Seite sprechen.

9.1.2 Empathie

Empathie im Gespräch bedeutet: Fühle Dich in die Situation und dein Gegenüber ein, erkenne sein Bedürfnis, frage nach seinen Vorstellungen, versuche zu formulieren, was Dein Gegenüber fühlt, und zwar echt und ehrlich, damit eine gute Kommunikationsatmosphäre entsteht. Marshall B. Rosenberg sagt: »Je mehr wir uns in die andere Person einfühlen, desto sicherer fühlen wir uns selbst.« – »Wir sagen viel, wenn wir auf die Gefühle und Bedürfnisse anderer Menschen hören.«[48]

Unsicherheit und Angst kannst Du immer in der Gestik und Mimik Deines Gegenübers erkennen: Freude, Wut, Traurigkeit, Ekel, Verachtung, Erstaunen und auch Angst verraten sich schnell. Umso wichtiger ist es, dass Du gut beobachtest. Diese sensible Beobachtung Deines Gegenübers sollte in Dir Empathie und Verständnis wecken. Wertschätzung und Empathie können Macht und Einfluss bewirken. Aber nutze sie nicht zu Machtspielen, sondern nur zur Stärkung, um das Talent des Gegenübers zu fördern und seine Person zu stärken.

---

[47] Vgl. Schulz von Thun F (1997): Miteinander Reden 2, Stile, Werte und Persönlichkeitsentwicklung. Rowohlt, Reinbek bei Hamburg, S. 137

[48] Vgl. Rosenberg 2012, S. 135 u. 136

Tipp

Empathie ist ein wundervoller Optimierer für Gespräche. Hier ein paar Beispielsätze, aus denen sich gute Chancen für einen Dialog ergeben können:

- »Das hast Du gut gemacht.«
- »Mir fällt auf, dass da sehr viele Emotionen eine Rolle spielen.«
- »Ich arbeite gerne mit Dir zusammen, ich würde Dir trotzdem noch ein paar Ratschläge geben.«
- »Es regt sich noch ein Widerstand oder eine Angst in Dir – können wir darüber reden oder sollen wir uns morgen erneut zusammensetzen?«

9.1.3 Ergebnisorientierung

Ergebnisorientierung bedeutet in diesem Kontext: Du kommunizierst ergebnisorientiert, wenn Du über fachliches und methodisches Kommunikationswissen und -können verfügst und dieses gezielt einsetzt, um Dein selbst gesetztes geistiges oder praktisches Ziel oder das Deines Gegenübers zu erreichen. Nur das Wissen über Kommunikationsstrukturen, -methoden und -wirkungen reicht nicht aus, um ergebnisorientiert kommunizieren zu können. Du musst üben, üben und noch einmal üben, um kompetent zu werden. Kompetenz entsteht nicht durch Wissen, sondern durch Können. Du benötigst eine Ergebnisorientierung, damit Du fähig bist, schnell und ungehindert kommunizieren und handeln zu können, um Ziele zu erreichen oder zu übertreffen.

Tipp

Du kannst vor jedem Gespräch die anstehenden Themen visualisieren, die Kommunikationsstruktur kurz planen und zu Papier bringen. Um ergebnisorientiert zu kommunizieren, solltest Du das Thema benennen, Informationen beschaffen und präsentieren, Handlungen und Strategien sowie Lösungsansätze entwickeln.

Das »Drei-E-Kommunikationsmodell der Balance« kann/soll vor einer (schwierigen) Kommunikation direkt nach der »Warm-up-Phase« platziert werden. Das Modell kann die Struktur »Emotion, Empathie, Ergebnisorientierung und den Sachkern« einer Kommunikation vorgeben, damit das Gespräch in Balance bleibt.

Tipp

Lass bei Dir und Deinem Gegenüber grundsätzlich Emotion zu, orientiere Dich im Handeln und in Deiner Kommunikation immer an Empathie, und halte Dein gewünschtes Ergebnis stets im Fokus. Wichtig ist Deine Echtheit.
Überlege Dir Sätze, die nicht verletzen, sondern Dialog-Chancen sind. Nutze die Balancegeber Emotion, Empathie, Ergebnisorientierung und die Fokussierung auf den Sachkern in Deiner Kommunikation.

Das bedeutet: Bleibe echt und in Übereinstimmung von Gestik und Mimik und dem, was Du sagst und meinst. Vergiss nie: Kläre den Sachkern. Kläre was zu tun ist und was im zentralen Fokus der Kommunikationssituation steht. Was ist das ggf. hinter den Emotionen liegende Ziel? Verwandle Bewertungen in Beobachtungen. Identifiziere Gefühle, kläre Bedürfnisse, die nicht befriedigt sind, und stelle Emotion, Empathie und Ergebnisorientierung ins Dreieck. Fokussiere dabei immer auf den Kern der Sache. Mit den Gedächtnisstützen »Emotion, Empathie, Ergebnisorientierung und Sachkern« kann Dir eine starke und ausbalancierte Kommunikation gelingen.

Beispiel Yoko und das Drei-E-Kommunikationsmodell der Balance

Yoko ist im Pflegeheim dem Vorwurf ausgesetzt: »Es ist schon wieder Wäsche weggekommen.« Die Tochter einer Bewohnerin bringt dies vor und beschuldigt das »schlampige« Pflegepersonal. Früher hätte Yoko gesagt: »Ich war gestern nicht im Dienst«. Heute sagt sie (analog zum Drei-E-Kommunikationsmodell): »Es ist sehr ärgerlich, wenn Sachen verschwinden (Empathie und Gefühle formulieren). Ich notiere mir das. Lassen Sie uns gemeinsam alles durchsehen. Wenn wir nichts finden, wende ich mich an die Hauswirtschafterin (Ergebnisorientierung und Handlung).

Die Tochter einer Bewohnerin kommt aufgeregt zu Yoko und berichtet:
»Meine Mutter erkennt mich nicht. Sie sagt »Konrad« zu mir. Wir haben gar keinen »Konrad« in der Familie…«
Früher hätte Yoko gesagt: »Das ist völlig normal, wenn die Menschen verwirrt sind.«
Heute sagt sie: »Es ist sehr verletzend, wenn die eigene Mutter einen nicht mehr erkennt (Empathie und Gefühle formulieren). Aber Menschen mit Demenz spüren emotional ihr Gegenüber. Ich würde sie gerne in unsere Angehörigengruppe einladen. Dort sprechen wir über die Emotionen, die entstehen. Wir hören dort einen Vortrag zum Thema: Lebenswelten von Menschen mit Demenz verstehen (Ergebnisorientierung und Handlung).

Die Bewohnerin Martha Schrader zieht sich während der ersten Woche nach dem Einzug ins Pflegeheim in ihr Zimmer zurück. Auf Aufforderungen, an Veranstaltungen teilzunehmen, reagiert sie nur stumm ablehnend. Yoko erkennt die Zusammenhänge: Die Dame zeigt Abwehrmechanismen wegen Alter, Krankheit, Verlust und Angst vor Abhängigkeit. Yoko reagiert empathisch. Sie versteht mögliche Zusammenhänge und Ursachen. Die Drei E des Kommunikationsmodells der Balance bieten ihr eine Gedankenstütze und leiten sie im der Kommunikation (Emotion, Empathie und Ergebnisorientierung) an.
Früher hätte sie gesagt: »Das wird schon wieder. Kopf hoch.« Heute weiß Yoko mehr: »Frau Schrader, spüren sie Trauer? Fühlen sie sich alleingelassen? Sie mussten Vieles hinter sich lassen. Sicher ist das nicht einfach für sie. Ich kann sie gut verstehen. Das ist ein großer Schritt für sie.« (Empathie)
Sie erklärt weiter: »Sie wohnen nun hier im Pflegeheim. Hier sind Sie sicher und umsorgt. Hier können Sie es sich schön und gemütlich machen. Ihre Tochter kann kommen und sie besuchen.« (Ergebnisorientierung)
Yoko berichtet über ihr Gespräch in der Übergabe. Rückzug ist eine ernstzunehmende Reaktion, die Pflegende ernst nehmen müssen. In der Pflegeplanung kann Yoko es professionell vermerken: »Martha Schrader reagiert auf den Einzug ins Heim und die existenziellen Änderungen mit Rückzug in ihr Zimmer.«

Tipp
Überlege Dir Sätze, die nicht verletzen, sondern Dialog-Chancen sind.
Nutze die Balancegeber Emotion, Empathie, Ergebnisorientierung und die Fokussierung auf den Sachkern in Deiner Kommunikation.

10 Starke Kommunikation – Deine Regeln und Entwicklungssätze

Diese Kapitel bietet Dir eine Fülle von Hinweisen für eine starke Kommunikation. Toleranz, Akzeptanz und Respekt sind dazu die Grundlage. Wir zeigen Dir, was es mit Polarisierung und Resonanz auf sich hat und wie wichtig das aktive Zuhören ist. Mit dem Selbsttest zum aktiven Zuhören kannst Du dann Deine »Zuhör-Kompetenzen« überprüfen. Es folgt eine Reihe von Entwicklungssätzen, die Dir bei Deiner Kommunikation helfen können. Wir präsentieren Dir aber auch eine Reihe von Killersätzen, die Du tunlichst vermeiden solltest. Das Kapitel schließt mit einigen Hinweisen zur Kommunikation mit Angehörigen. Auch für diese Gesprächssituationen kannst Du einen Selbsttest durchführen und Deine Haltung und Dein Kommunikationsverhalten zu Angehörigen evaluieren.

10.1 Sage rechtzeitig »Stopp«

Eine starke Kommunikation ergibt sich fast automatisch, wenn alle Beteiligten auf der gleichen Ebene kommunizieren[49]. Wenn die Kommunikation nicht sachlich verläuft und von Verletzungen und Provokationen überschattet ist, hilft es »Stopp« zu sagen. Das Gespräch sollte unterbrochen und an einem anderen Tag fortgesetzt werden.

[49] Vgl. Schulz von Thun 1996

Beispiel **Verletzende Kommunikation**

Die Stationsschwester sagt zur Auszubildenden Yoko: »Du hast wieder schlampig gearbeitet und alles für den Spätdienst liegen lassen.«

Solche Situationen sind verletzend – deswegen gilt hier: Stopp und raus aus der Situation. Deine einzige und beste Chance besteht darin, solche Herabsetzungen und Entwertungen und Kommunikationsentgleisungen sofort zu erkennen: als Missbrauch von Macht und Hierarchie. Lass Dich nicht zum Opfer von Kommunikationsangriffen machen.

Dein Gegenüber fühlt sich scheinbar gut, wenn Du Dich schlecht fühlst. Vielleicht braucht Dein Gegenüber Macht und Einfluss und will sich damit gut und stark fühlen. Die Interpretation und Heilung kannst Du aber getrost seinen Therapeuten überlassen. Du musst aber zügig reagieren. Eine mögliche Lösung für diese Kommunikationssituation wäre: »Ich finde, so kommen wir nicht weiter, lass uns morgen ganz konkret über Deine Kritikpunkte sprechen.«

Tipp

Sei Du selbst und sprich per Ich, denn Du-Botschaften verletzen und setzen herab. Traue Dich, eine nicht gelingende Kommunikation zu unterbrechen und zu beenden.

Nur mit Dir selbst bist Du ein Leben lang verschweißt. Du wirst niemanden ändern können, außer Dein eigenes Verhalten. Wie Professorin Birgitt Killersreiter im Geleitwort dieses Buches (▶ S. 8) schreibt: »Pflegende bekommen in ihrem Beruf Emotionen ›frei Haus geliefert‹, die eigentlich unangenehm sind: hilflos, zynisch, arrogant, übergriffig, gelogen, weinerlich, wimmernd, bettelnd, neidisch, ungeduldig, eifersüchtig, quengelnd, kämpferisch oder konkurrierend. Das ist eine große Herausforderung für das pflegende Personal.«

10.2 Toleranz, Akzeptanz und Respekt nutzen

Um eine professionelle Haltung und eine angemessene Kommunikation im Pflegealltag entwickeln zu können sind Toleranz, Akzeptanz und Respekt unabdingbar.

Definition **Toleranz, Akzeptanz, Respekt**

Eine Gruppe von Auszubildenden einer Pflegeschule beschäftigte sich im Kommunikationsunterricht mit den Worten: Toleranz, Respekt und Akzeptanz. Auftrag war, im Internet zu forschen und Ergebnisse zu präsentieren.[50]

Die Auszubildenden kamen zu folgenden Ergebnissen und differenzierten die Begriffe wie folgt:

Toleranz = tolerieren. Toleranz ist zunächst ein positiv besetztes Wort. Es bedeutet aber auch für manche Menschen »ertragen« und »dulden«. Zum Beispiel man toleriert eine andere Meinung oder Kultur und muss diese nicht unbedingt akzeptieren.

Akzeptanz = annehmen. Akzeptanz bedeutet anerkennen, gelten lassen, man teilt zwar nicht unbedingt die Meinung, aber akzeptiert sie.

Respekt = respektieren. Bedeutet ehren, achten und annehmen der Person.

Wenn Toleranz, Akzeptanz und Respekt herrschen, stellt sich die Frage: Wie sollte Kommunikation ablaufen? Hierzu gibt es umfangreich Literatur, doch auch die Auszubildenden haben so ihre Ansichten:

- negative Gefühle ausblenden,
- auf Augenhöhe kommunizieren,
- deutliche klare Sprache nutzen,
- zur Person zugewandt sprechen,
- Kommunikation verbessern durch Reflektieren,
- Privatsphäre achten – sich mit Nähe und Distanz auseinandersetzen,
- Gesprächspartner ausreden lassen,
- Missverständnisse erkennen und verhindern,
- Selbstvertrauen und Sicherheit aufbauen durch Kommunikationstraining mit Freunden und Vertrauenspersonen,
- sich der Körpersprache bewusst werden,
- auf die innere Stimme hören (Intuition ist die unbewusste soziale Kompetenz).

[50] Endlich konnte das Handy benutzt werden – eine gute Methode, um Konzentrationslöcher und Langeweile im Unterricht zu überbrücken. (Eine zeitgemäße Forschungsmethode mit Lieblingsmedien vieler Auszubildenden).

Tipp

Nutze diese Grundregeln der Kommunikation: Toleranz, Akzeptanz und Respekt – sie werden Dir gute Begleiter in allen Kommunikationssituationen sein.

Du kannst Dir die Frage stellen: Wie kann ich meine Persönlichkeit stärken und dadurch zu einer guten Kommunikation gelangen?

Es ist bemerkenswert, welche Ergebnisse junge Auszubildende erarbeitet haben:

- Respekt und Wertschätzung gegenüber meinem Gesprächspartner,
- Regeln und Grenzen setzen,
- mein Gefühl gegenüber dem Gesprächspartner formulieren, was eine Entscheidung beim Chef oder im Privatbereich für mich bedeutet,
- mich selbst lieben lernen,
- eigene Stärken bewusst machen und erkennen – durch Reflexionsgespräche und Austausch,
- andere loben,
- mich selbst belohnen,
- Reizüberflutung der medialen Welt erkennen und Genussfähigkeit entwickeln,
- Gelerntes und Erlebtes aus dem Pflegeberuf reflektieren, mich über das Erlebte austauschen und darüber sprechen, in Familie, mit Freunden, mit Kolleg*innen,
- per Ich sprechen statt per Du, so vermeide ich Angriff und Vorwurf,
- »Aber« ist immer ein Nein und »eigentlich« ein ähnliches Unwort - weg damit!

Beispiel **Yoko und die Werte**

Yoko findet: »Man muss Werte und Meinungen anderer ja nicht unbedingt akzeptieren, aber eine Toleranz gegenüber diesen muss vorhanden sein, um ein friedliches Miteinander zu ermöglichen, oder was meinst Du?«
Ihre Kollegin Isa ist einverstanden, gibt aber zu bedenken: »Manchmal fällt es mir schwer, den Ball flach zu halten, wenn mich Patienten provozieren. Ich hab' dann manchmal keine Nerven mehr und werde ungeduldig. Besonders, wenn sie mir alles vorschreiben wollen, was ich zu tun habe. Um nicht ausfallend zu werden, sage ich dann gar nichts.«

10.3 Polarisierung einkalkulieren

Polarisierung entsteht bei jeder Diskussion und bei jeder Meinungsrunde. Bei Gesprächspartner*innen bildet sich immer ein Gegenpol – die gegensätzlichen Meinungen werden deutlich.

Beispiel **Die gute Vorbereitung hilft**

»Früher hatten die Verhinderer im Team immer das Sagen«, erinnert sich PDL Astrid. »Sie haben Zeit geraubt und konnten jede noch so gute Idee schlecht reden - und die Mehrheit sagte kein Wort! Früher bin ich da ungeplant hineingeraten. Heute bereite ich die verschiedenen Positionen und das Pro und Contra methodisch immer so vor, dass alle Mitarbeitenden und Meinungen gleichermaßen bekannt werden und zum Tragen kommen.«

Es gibt immer einen Pusher von Gegensätzen und es gibt immer eine schweigende Mehrheit. Der Gegenpol kann emotionaler oder inhaltlicher Natur sein, möglicherweise auch beides. Auch dieses Phänomen musst Du akzeptieren und solltest es nutzen.

Tipp

Bereite Besprechungen so vor, dass Du Dich auf mögliche Gegenargumente vorbereitest und nicht durch Polarisierung überrascht wirst. Halte immer einen potenziellen Plan B und C parat.

10.4 Resonanzen berücksichtigen

Resonanz ist besonders bei neuen Beziehungen und Begegnungen zu spüren. Resonanz zeigt, wie schwingungsfähig der Kommunikationsprozess ist. Resonanz unterliegt immer einer zeitlichen und personenabhängigen Veränderung. Die Anregung einer Person bewirkt einen Resonanzausschlag – positiv, wie auch negativ. Zum Beispiel spricht Dich die Sympathie eines anderen Menschen an, oder sie inspiriert Dich. Wenn jemand nett zu Dir ist, bist Du in aller Regel auch nett zu ihm.

Tipp

Du verhältst Dich in der Pflege nicht immer zu allen Menschen gleich. Aber Du kannst allen Menschen mit Wertschätzung begegnen.
Professionalität bedeutet, sich über Sympathie und Antipathie und deren Auswirkungen Gedanken zu machen und sich neutral und eben »professionell« verhalten zu können.
Wenn sich Personen gut kennen, besteht die Gefahr, dass sie ihre jeweiligen Schattenseiten spiegeln und Erwartungen, Ängste und Vorurteile übertragen. Es entsteht ein unreflektiertes Handeln. Du solltest Dich selbst und auch Dein Gegenüber sehen, hören und fühlen.

Beispiel **Nicht jeder ist sympathisch**

»Zu Anfang meiner Führungstätigkeit ist es mir schwergefallen, mich gegenüber Kolleg*innen, die mir unsympathisch waren, neutral und gerecht zu verhalten«, erinnert sich Stationsleiterin Mirja. »Auch als Pflegekraft waren mir manche Patient*innen unsympathisch. Ich kann mich noch gut an einen Patienten auf der Privatstation erinnern, der von mir verlangte, dass ich ihm täglich frische weiße Frotteehandtücher bringe. Ich hatte damals so eine Wut auf diesen eingebildeten Kerl. Ich habe immer nur patzig geantwortet: »Wir sind hier nicht im Hotel.« Damals war sicher eine sehr negative Resonanz zwischen uns. Die Situation hat unsere gesamte Pflegebeziehung überlagert und gestört. Heute würde ich mir das Drei-E-Kommunikationsmodell der Balance zur Hilfe nehmen. Damit käme ich gut aus solchen Situationen heraus und würde die wichtige Beziehung zum Patienten nicht gefährden.«

Tipp

Deine Persönlichkeit wird gestärkt, indem Du das Bedürfnis Deines Gegenübers in der Kommunikation erkennst und Dein Talent förderst.

10.5 Aktives Zuhören praktizieren

Der Selbstdarstellung ist zu Zeiten der Sozialen Medien fast keine Grenzen gesetzt. Wie kann man sich möglichst optimal präsentieren? Seine eigenen Anliegen zu promoten, ist in Mode. Facebook, Instagram und andere Plattformen zeigen Dir ausreichende Beispiele dazu. Aber wie und wo kannst Du lernen, aufmerksam und aktiv zuzuhören? Auch im Pflegeberuf triffst Du auf eine Vielzahl von zu pflegenden Menschen und Bezugspersonen, die Dir ihre Bedarfe, Bedürfnisse und eigenen Probleme schildern. Du bist gefordert, effektiv zuhören zu können. Das aufmerksame Zuhören kann über das Wahrnehmen des Sachkerns hinausgehen. Von großer Bedeutung für eine gute Kommunikation ist eine empathische und offene Grundhaltung und einer Akzeptanz und positiven Bewertung des Gegenübers. Aktives Zuhören ist nicht nur die akustische Aufnahme von Worten, sondern das Erkennen von Bedürfnissen und Emotionen des Gegenübers. Aktives Zuhören führt zum Verstehen und verstanden werden.

Wenn Du redest, möchtest Du andere beeinflussen. Wenn Du zuhörst, erweiterst Du Deine emotionale Intelligenz. Reden ist ein Ausdruck von Macht und Stärke. Zuhören wird eher mit Schwäche verbunden. Dabei ist es sehr wertvoll. Wenn Du gut und aktiv zuhören kannst, wirst Du besser verstehen können, was Dein Gegenüber will. Willst Du den anderen wirklich verstehen? Achte auf Wortwahl, Tonlage, Gestik, Mimik und Körperhaltung Deines Gegenübers.

Du wirst ein Gespür dafür entwickeln, ob Dein Gegenüber Dir zuhören und Dich verstehen möchte, oder ob er nur Recht haben will. Für die Beziehung zu Deinen Mitmenschen ist es wichtig gut zuhören zu können. Wenn Du es beherrschst, wird sich auch Dein Leben verbessern.

Tipp

Achte auf Deine eigenen Reaktionen, wenn Du aktiv zuhörst: Was bewegt Dich? Was verursacht bei Dir Gefühle? Die Bewertung des Gehörten und Deine Reaktionen können Dir viele Antworten auf Fragen geben, die Dich im Inneren beschäftigen.
Halte Blickkontakt, wenn Du zuhörst, lasse Dein Gegenüber ausreden und übe Achtsamkeit.

10.6 Selbsttest: Aktives Zuhören

Hier findest Du Fragen, mit denen Du Dein eigenes aktives Zuhören überprüfen und reflektieren kannst. Übe Deine Selbstreflexion, indem Du Dir nicht nur darüber Gedanken machst, was Du sagst und wie Du wirkst, sondern auch, wie Du Gesagtes aufnimmst, es wahrnimmst, es analysierst und wie unvoreingenommen Du Zuhören kannst. Beantworte ehrlich und reflektiert, wie Deine Kompetenzen zum Zuhören ausgebildet sind.

Tab. 5: Selbsttest: Aktives Zuhören – 10 Items

Selbsttest Aktives Zuhören	1 Triff gar nicht zu	2	3	4	5 Trifft voll zu
1. Ich lasse mein Gegenüber aussprechen und unterbreche nicht.					
2. Ich beende nicht die Sätze des/der Sprechenden, da ich ja nicht weiß, was er/sie sagen will.					
3. Ich frage bei meinem Gegenüber nach, um den Sachverhalt richtig zu verstehen.					
4. Ich wende mich dem Sprechenden zu und halte Blickkontakt.					
5. Ich bleibe gedanklich bei dem/der Sprechenden, solange er/sie spricht und schweife mit meinen Gedanken nicht ab.					
6. Ich wiederhole das Gesagte, um sicherzugehen, dass ich ihn/sie richtig verstanden habe.					
7. Ich lege mir die Antwort nicht zurecht, um mein Gegenüber mundtot zu machen.					
8. Ich reflektiere mein aktives Zuhören interpersonell im Team.					
9. Ich bin fit in Befragung und Reformulierung, um klientenzentriert kommunizieren zu können.					
10. Aktives Zuhören ist Thema in unserer Einrichtung und wird durch mich gefördert.					

Auch an dieser Stelle erfolgt bewusst keine Auswertung. Du kannst und sollst selbst auswerten, wie reflektiert und aktiv Du zuhören kannst. Sei ehrlich zu Dir – Es lohnt sich für Dich.
Denk selbstreflektierend über Deine Ergebnisse nach. Du kannst diesen Test allein durchführen oder alternativ auch mit Kolleg*innen. Du kannst den Test zur Selbst- und Fremdeinschätzung einsetzen oder als Diskussionsgrundlage zu Eurer Kommunikations- und Pflegekultur. Du kannst den Test im Lauf Deines weiteren Lebens, Deiner Ausbildung oder Deines Studiums auch anlassbezogen wiederholen.

10.7 Basis-Entwicklungssätze – Deine Kompetenzanbahner

Ziel einer guten Kommunikation ist die Akzeptanz des Gegenübers. Begegne Deinen Gesprächspartner*innen mit Wertschätzung und Akzeptanz. Lege Deine erlernten Verhaltensmuster ab oder reflektiere diese zumindest. Entwicklungssätze sollen Deine Haltung und Deine Kommunikation stärken und die Erkenntnisse aus Deiner Reflexion greifbar machen. Ziel: Entwicklungssätze werden zu Deinen persönlichen Regeln Deiner individuellen und professionellen Kommunikation.

Zehn Regeln, um die Kommunikationskrone zu richten und sie mit Würde zu tragen:
1. Wertschätzen statt herabsetzen.
2. Gemeinsam kreieren statt blockieren.
3. Notieren statt demontieren.
4. Zuhören statt zerstören.
5. Loben statt toben.
6. Agieren statt reagieren.
7. Empathisch statt dramatisch.
8. Sei still, statt zu laut.
9. Frage nach, anstatt zu deuten.
10. Fordere Feedback, statt selbst zu werten.

10.8 Killerphrasen – Deine Vernichter

Wenn Du Frustration bei Deinen Mitarbeitenden, ein schlechtes Arbeitsklima, fehlende Motivation, eine gesteigerte Fluktuation und Unverständnis provozieren möchtest, dann nutze einen oder mehrere der folgenden 10 Killersätze:
1. »Das haben wir schon immer so gemacht.«
2. »Deinen Job hätte ich gerne.«
3. »Mir sind die Hände gebunden.«
4. »Ich kann gerade nicht, ich bin zu beschäftigt.«
5. »Das ist nicht mein Problem.«
6. »Ich habe hier das Sagen.«
7. »Das haben andere auch schon versucht.«
8. »Wenn Du nicht willst, ich habe genügend Interessenten.«
9. »Hast Du diese Probleme auch in anderen Bereichen?«
10. »Ich kann nichts für Dich tun.«

Tipp
Wenn Du bei Deinen Mitarbeitenden akzeptiert, wertgeschätzt und in guter Erinnerung bleiben möchtest, dann vermeide all diese Sätze.

10.9 Führungs-Entwicklungssätze - Deine Garanten

Ein tolerierendes und akzeptierendes Miteinander hängt wesentlich von Deinem Führungsstil und Deiner Kommunikationskompetenz ab. Hüte Dich davor eine narzisstische Führungsperson zu werden, sonst brennen Deine Mitarbeitenden aus. Arbeite aktiv und bewusst an Deiner Führungskompetenz. Versuche die folgenden zehn Regeln/Entwicklungssätze für eine gute Führung zu nutzen:

1. Reagiere ruhig und positiv professionell auf Überraschungen und Enttäuschungen.
2. Übe Wertschätzung auch für »normale« Leistungen und rege zum kreativen Denken und Handeln an.
3. Stärke Stärken statt Schwächen und unterstütze Deine Mitarbeitenden individuell.
4. Sprich mit Deinem Gegenüber, anstelle über Jemanden.
5. Nutze: Wer fragt, der führt und erkenne - Wer wertet, hat Macht.
6. Vertritt positive Ziele, anstatt Defizite zu benennen.
7. Suche Lösungen, anstelle Recht haben zu wollen.
8. Überschätze Deine eigene Wichtigkeit nicht, aber sei ein glaubwürdiges Vorbild.
9. Erwarte keine übermäßige Bewunderung von Deinem Umfeld, aber baue auf Vertrauen und Respekt.
10. Informiere kontinuierlich und lasse Kritik zu.

10.10 Killerphrasen - der destruktive Pflege-Jargon

Kommunikation spielt im Pflegebereich die entscheidende Rolle. Zu pflegende Menschen sind von Deiner Motivation zur Kommunikation und von Deiner Kommunikationskompetenz abhängig. Pflegende benötigen eine besonders hohe Kommunikationskompetenz und verantworten mit ihrer Kommunikation und Interaktion den gesamten Pflegeprozess. Unbedachte und nicht reflektierte Aussagen können die Beziehung zum zu pflegenden Menschen (zer)stören. Mit unprofessioneller Sprache kann das Gegenüber herabgewürdigt und entindividualisiert werden. Mit deplatzierter Sprache und entwürdigender Interaktion kann Gewalt ausgeübt werden. Auch können Pflegende sich mit unprofessioneller Sprache deprofessionalisieren. Killerphrasen sind unprofessionelle Sätze, die als rhetorische Umgangssprache unreflektiert eingesetzt werden.

Hier ein paar Beispiele für Killerphrasen im Pflegeberuf:

- »Wir wollen uns schon mal waschen.«
- »Das hat der Arzt angeordnet. Ich weiß nicht wofür das gut ist.«
- »Ich kenne die Fremdworte auch nicht.«
- »Es gibt auch noch andere Patienten, um die ich mich kümmern muss. Sie sind nicht der einzige.«
- »Sie fragen mir ja ein Loch in den Bauch.«
- »Das müssen Sie allein machen. Ich bin ja nicht ihr Dienstmädchen.«
- »Das kann nicht wehtun.«
- »Mit ihren Problemen sind andere auch schon fertig geworden.«
- »Ich hatte gestern frei, das weiß ich nicht.«
- »Ich bin hier die Pflegekraft.«

Beispiel **Yoko berichtet Astrid aus ihrer Pflegeausbildung**

Heute haben wir im Kommunikationsunterricht Sprüche sammeln müssen, die unangebracht sind und einen falschen Trost vermitteln. Ich war erschrocken, wie viele Ideen da zusammengekommen sind. Sätze wie: »Das wird schon wieder.« »Ein Indianer kennt keinen Schmerz.« »Mir geht es heute noch viel schlechter.« »Stell Dich nicht so an. Sei nicht so wehleidig.« »Sie haben ihr Leben doch gelebt.« »Du bist doch noch jung.« »Sie können doch noch viele Kinder kriegen.« »Hab' dich nicht so.« »Du musst lernen auch mal ohne Deine Eltern auszukommen.« »Das hat noch keinem geschadet.« »Die Trauer vergeht schneller, als sie denken.« »Das kannst Du nach der Corona-Krise immer noch machen.«
Die Pflegedienstleiterin Astrid antwortet: »Das find ich gut. Solche Übungen sollten wir im Pflegeteam auch häufiger machen, damit wir uns reflektieren und sensibel werden für Killerphrasen.«

10.11 Entwicklungssätze im Pflegeberuf – Deine Professionalisierungsperformer

Das Ziel der erfolgreichen Kommunikation im Pflegeberuf ist in erster Linie, dass der zu pflegende Mensch wirklich versteht, was Du ihm mitteilen möchtest und dass Du vertrauensbildend wirken kannst. Pflegende tragen mit Ihrer Kommunikation eine hohe Verantwortung, denn je nach Gelingen oder Misslingen der Kommunikation wird die Heilung oder die Lebensqualität von den zu pflegenden Personen beeinflusst. Zudem hat die Kommunikation Einfluss darauf, wie effizient ein Pflegeteam arbeitet und wie der interdisziplinäre Austausch gelingt. Durch bewusste Kommunikation kannst Du Dich als Pflegende zudem selbst vor negativen Folgen schützen, indem es weniger zu Missverständnissen, Konflikten, Ohnmachtssituationen und Erschöpfung kommt.

Hier zehn Beispiele für professionelle Pflegekommunikation:

1. Erkläre mit einfacher und klarer Sprache und nutze die Pflegefachsprache.
2. Vermittele eine positive Grundhaltung in Deiner Kommunikation.
3. Höre aufmerksam und konzentriert zu und stelle immer wieder Verständnisfragen.
4. Beachte immer: Du arbeitest im Arbeitsbündnis mit Deinem zu pflegenden Menschen. Du hast das Einverständnis für Dein Handeln bei Deiner zu pflegenden Person eingeholt.
5. Nutze eine professionelle Fachsprache und stelle sicher, dass sie Dein Gegenüber versteht.
6. Sei empathisch – denke Dich in die Situation des zu pflegenden Menschen hinein und vermittele Deine Wahrnehmung verbal.
7. Übe verbale Wertschätzung, auch wenn Deine zu pflegende Person unselbständig ist.
8. Wiederhole das Gesprochene immer, um sicher zu gehen, dass ihr Euch verstanden habt.
9. Arbeite achtsam und gewaltfrei, übe dies auch in Deiner Kommunikation.
10. Vermittele Vertrauen und nutze bzw. übe dies verbal.

Tipp

Frage Dich: Ist Dir Dein kommunikatives Selbstkonzept bewusst? Erkenne Deine Motivation zur Kompetenzentwicklung und zur Arbeit an Deinem Selbstkonzept. Fühlst Du eine Verpflichtung und Verantwortung zur professionellen Kommunikation?

Überprüfe Dich:

- Vermeidest Du Killerphrasen?
- Trainierst Du bereits mit den Entwicklungssätzen?

Im pflegerischen Handeln bist Du häufig mit hoch komplexen und sehr anspruchsvollen Kommunikations- und Interaktionssituationen konfrontiert. Wenn Du Deine Kommunikationskompetenz weiterentwickelst, steigert dies Deine Professionalität und macht Dich frei.

Fazit **Alles bereit für die Kommunikation**

Alles, was Du jetzt gelesen hast, wird Dir helfen, mit den Kommunikationstypen klarzukommen. Du kannst nun und Dein (starres) Selbstkonzept reflektieren und an Deiner Selbstfürsorge arbeiten. Hab Dich und andere im Sinne von Wertschätzung lieb und mache Dir immer wieder deutlich: Pflege bedeutet Interaktion und Beziehung zu und mit anderen Menschen. Für die Interaktion mit zu pflegenden Personen bist Du als Pflegende*r verantwortlich und zuständig.

10.12 Selbsttest: Kommunikation mit Angehörigen

Angehörige sind intensive Kommunikationspartner*innen für Pflegende. Angehörige werden unterstützend und hilfreich, aber auch als hindernd, unnötig oder störend empfunden. Angehörige können allen bisher dargestellten Kommunikationstypen (▶ Kap. 6.1 und ▶ Kap. 6.3) entsprechen und Pflegende natürlich auch herausfordern. Die Arbeit, die Kommunikation und Interaktion mit Angehörigen wird in Ausbildung, Weiterbildung und Studium häufig nur am Rande behandelt. Insbesondere bei Kindern, Menschen mit Behinderungen und alten Menschen spielen Angehörige aber eine wesentliche Rolle.

Wichtig zu wissen: Angehörige sind u. U. von Schuldgefühlen geplagt und mit Versagensängsten und -gedanken beschäftigt. Sie projizieren ihr »Versagen« oft unbewusst auf Pflegende und fordern Dinge und Leistungen von Pflegenden, die sie selbst nicht leisten können. Angehörige opfern sich selbstlos auf, können nicht »abgeben« oder loslassen, sie nörgeln und beschweren sich.

Umgekehrt werden Angehörige von Pflegenden u. U. als Kontrolleure und »Machtausübend« erlebt. Die Gefühle von Angehörigen sind Pflegenden häufig nicht bekannt oder werden vernachlässigt. Mit dem folgenden Selbsttest kannst Du Deine Haltung und Dein Kommunikationsverhalten gegenüber Angehörigen überprüfen und reflektieren.

Tab. 6: Selbsttest: Kommunikation mit Angehörigen

Selbsttest Kommunikation mit Angehörigen	1 Triff gar nicht zu	2	3	4	5 Trifft voll zu
1. Ich nehme Angehörige meiner zu pflegenden Menschen grundsätzlich als Vermittler*in, Verbündete und Unterstützer*innen an.					
2. Ich gehe aktiv auf Angehörige zu und begegne ihnen mit Interesse, Offenheit, Akzeptanz und Wertschätzung.					
3. Ich kann die »Bedeutung« Angehöriger für zu Pflegende erkennen, im Hinblick auf Wohlbefinden, Zufriedenheit oder Störungen.					
4. Ich kann die Gefühle, den Rückzug oder die Aktivitäten von Angehörigen einordnen und versuche, diese zu verstehen.					
5. Ich treffe klare Absprachen im Team bezüglich der Angehörigengespräche und der Angehörigenarbeit.					
6. Ich arbeite an klaren und empathischen Kommunikationsregeln, die ich mit Angehörigen praktiziere.					
7. Ich kann Angehörige als Miesmacher stoppen, als Mitmacher gewinnen und als Macher nutzen bzw. einbinden.					
8. Ich nehme Angehörige als Meinungsbildner wahr und binde sie in die Arbeit und die Absprachen mit zu Pflegenden ein, die dieser Unterstützung bedürfen oder zustimmen.					
9. Ich reflektiere meine eigenen Erwartungen, die ich an Angehörige richte.					
10. Ich übernehme die Aufgabe als Netzwerker*in und Vermittler*in zwischen Angehörigen und zu Pflegenden, um Ziele zu erreichen und Konflikte zu klären.					

An dieser Stelle erfolgt bewusst wieder keine Auswertung zum Selbsttest. Denke selbstreflektierend über Deine Ergebnisse nach. Du kannst diesen Test allein durchführen oder alternativ auch mit Kolleg*innen. Du kannst den Test zur Kommunikation mit Angehörigen einsetzen oder als Diskussionsgrundlage zu Eurer Kommunikations- und Pflegekultur. Du kannst den Test im Lauf seines weiteren Lebens, Deiner Ausbildung oder Deines Studiums (jedes halbe Jahr oder jedes Jahr) wiederholen.

Tipp

Überlege und resümiere: Was macht Deine Kommunikation stark?
Übe Toleranz, Akzeptanz und Respekt. Befasse Dich mit Polarisierung und Resonanz und übe aktives Zuhören. Stelle Fragen anstelle notdürftig nach Antworten zu suchen. Übe mit den Entwicklungssätzen und vermeide Killersätze. Reflektiere Deine Kommunikation mit Angehörigen.

11 Coole Sprache, Trends, Tricks & No-Go's

Wir möchten, dass Du über Deine Sprache nachdenkst und zeigen Dir in diesem Kapitel Beispiele dafür, wie sich Sprache verändert. Der Wunsch, sich von Gruppen, der Familie oder der Erwachsenenwelt abzugrenzen, kommt auch in der sogenannten Jugendsprache zum Ausdruck. Jugendsprache zu praktizieren, ist ein normales Bedürfnis, das zum Entwicklungsprozess des jungen Menschen und seiner Identitätsfindung gehört. Durch Jugendsprache entwickelt sich die sogenannte coole Sprache.

11.1 Wörter und Wirkungen – Wie Du Sprache einsetzt

Es gibt Worte, die eine positive Wirkung erzeugen und einfach nur »schön sind«, z. B. »wunderbar«, »Liebe«, »Wärme« oder »klasse«. Das positiv besetzte Wort »gut« ist immer ein aussagekräftiges Wort, im Gegensatz zum Wort »interessant«. Beispiel: »Wie war die Fortbildung?« – »Sehr interessant!« – »Interessant« ist mittlerweile die Tante von »nett« und das ist ja bekanntlich die Schwester von Sch.... Gewöhne Dir an, immer nachzufragen, z. B.: »Was genau meinst Du? Was waren die Inhalte?« Wir müssen lernen, richtig zuzuhören und nachzuhaken, um adäquat reagieren zu können.

Tipp

Finde heraus, wie Du kommunizierst und wie Deine Worte wirken. Verfalle nicht in die Sprache Deines Gegenübers, denn das wäre nur nachgemacht. Werde Dir über Deinen eigenen Sprachgebrauch bewusst.

Ein Klassiker falscher Sprache im Pflegejargon ist: »Wir gehen jetzt ins Bett« oder »Wir gehen jetzt duschen.« Es wäre nicht verwunderlich, wenn die zu pflegende Person antworten würde: »Ok, dann legen Sie sich schon mal hin« – oder »Dann ziehen Sie sich schon mal aus.«

11.2 Jugendsprache – (k)eine fremde Welt?

Ob Du in der Pflegeausbildung, als Pflegende, in Führungsposition oder in der Freizeit mit Menschen anderen Alters, anderer Herkunft oder anderer kultureller Zugehörigkeit zu tun hast – Du bist nicht nur mit Fremdsprachen, sondern auch mit unterschiedlichem Sprach- und Wortgebrauch konfrontiert.

Neue Generationen, Migration und Globalisierung verändern unsere Sprache. Emotionale Reaktionen nach Alter, Gruppen, Musik und Kultur finden ihren sprachlichen Ausdruck. Das gilt im Grunde für alle Altersgruppen, aber bei der Jugendsprache ist es am deutlichsten. Jeder sucht sich seine Settings, in denen er sich gut fühlt, Anerkennung findet und als individuelle Person gilt. Besondere Merkmale der Jugendsprache sind u. a. fremdsprachliche Anleihen, meist aus dem Englischen (z. B. Burner), Bedeutungsverschiebungen (z. B. porno) sowie eine erhebliche Portion an Kreativität, die sich in zahlreichen Wortneuschöpfungen zeigt. Bei der Jugendsprache handelt es sich um eine Sprache, die sich unter Jugendlichen gebildet hat, die Gruppen sowie regionalen Sprachunterschieden unterliegt und sich im permanenten Wandel befindet. So wie es Dialekt, Beamtendeutsch, Computersprache, Vulgärsprache, Gefängnissprache oder Werbesprache gibt, so gibt es auch die Sprache der Jugend, die ständig neue Wörter und Sprüche erfindet:

- »Ey Alter« oder »Hi Digga« war früher: »Hallo Kollege!«
- »Ey Mutter, chill mal deine Basis« war früher: »Mama, reg Dich bitte nicht auf, betrachte es in Ruhe«.
- »Check mal Deine Pillen« war früher: »Da hast Du aber sehr empfindlich reagiert« oder »Da hätte ich eine besonnere Reaktion von Dir erwartet.«
- »Voll krass« – »mega geil« – »fuck« hat viele Bedeutungen. Vielleicht fällt Dir eine ein. Na, das ist ja alles andere als chillig, oder?

Wenn das leckere Mittagessen mit »Ey Alter, voll fett!« bezeichnet wird, ist die Mutter keineswegs der Alte und das Essen auch nicht fett ist, sondern sehr köstlich! Der »Low Performer« ist jemand, der nur maue Arbeitsergebnisse bringt. Eine »Bambusleitung« ist eine schlechte Internetverbindung.

»Es ist Mittwoch meine »Kerle« – Die Geschichte hinter dem Wort »Mittwoch« ist denkbar einfach: Jeden Mittwoch verkündet eine Kröte auf reddit.com, dass es Mittwoch ist. Dafür wird jeden Mittwoch ein Foto oder Bild einer Kröte veröffentlicht. Auf dem Foto oder Bild steht: »Es ist Mittwoch meine Kerle!« Die Kröte wird mal gezeichnet, mal wird das Bild verfremdet.

»Ally« bedeutet Unterstützer von marginalisierten, diskriminierten oder unterdrückten Menschen. Und es gibt noch mehr Begriffe, die Du kennen solltest, wenn Du oft mit jungen Menschen zu tun hast:

- based – jemand tritt sehr selbstbewusst, selbstsicher und positiv auf
- Bruh Girl – ein Ästhetik-Trend unter jungen TikToker*innen
- cheugy – altmodisch, untrendy im Sinne von basic und langweilig
- Dulli – tollpatschige und unbeholfene Person
- Friendship Goals – Ideal- und Wunschbild einer Freundschaft
- »Ich fühle das« oder »Fühl ich« – zeigt anderen, dass ihre Wahrnehmung, Mitteilung und Gefühle wahrgenommen und geteilt werden
- Insta Baddie – Ästhetik-Trend, der auf Instagram anfing
- Lowbob/Low Bob – Person ohne Fähigkeiten/schlechter Spieler
- mütend – gleichzeitiger Zustand der Müdigkeit, Erschöpfung, Enttäuschung und Wut
- fancy – schick
- »Das ist voll cringe« – zusammenzucken, erschaudern, fremdschämen
- »Lit« bedeutet so viel wie »super« oder »Hammer«.
- Das englische Wort »lost« bedeutet wörtlich übersetzt »verloren«[51]. In der Jugendsprache ist damit jemand gemeint, der ahnungslos, unsicher oder unentschlossen ist. »Lost« war übrigens das Jugendwort 2020. Mit 48 Prozent erhielt es bei einem von Langenscheidt initiierten Online-Voting rund die Hälfte aller Stimmen. 11
- Mit dem Begriff »Niveaulimbo« beschreiben Jugendliche das Absinken des Niveaus, etwa im Fernsehprogramm, bei Partys oder in Gesprächen.

Beispiel **Yoko im Gespräch mit Sabrina**

Die Pflegeschülerin Yoko unterhält sich mit ihrer befreundeten Mitschülerin Sabrina: »Sabrina, kennst Du den Maik aus dem Oberkurs? Das ist voll der Dulli. So einen Lowbob habe ich noch nie gesehen. Das ist voll cringe, wie der pflegt. Und was ich auch noch sagen wollte: Die Pflegeklamotten, die wir im Krankenhaus tragen, finde ich echt fancy im Vergleich zu den Klamotten im Pflegeheim.«
Die Pflegekraft Luzie, schon eher höheren Alters, hört die Unterhaltung aus der Entfernung und versucht vergeblich zu erfassen, was Yoko da eigentlich gesagt hat. Dir dürfte das jetzt nicht mehr passieren…

[51] Vgl. https://www.sputnik.de/programm/moneyboy-abc-100.html

Es ist gut, manchmal das Verhalten Deines Gegenübers zu spiegeln, aber Du solltest Dich nicht in dieselbe Sprache Deines Gesprächspartners begeben, es sei denn, Du bist im selben Alter. Bleibe einfach authentisch, sonst heißt es noch: »Ey, hast Du ein Wörterbuch dabei oder bist Du voll der Loser?« Naja, ein Loser will ja keiner sein, das wäre doch mal eine gute Gegenreaktion. Werde kreativ, was fällt Dir noch ein?

Ein paar Pflegejargons wollen wir Dir nicht vorenthalten:

- »Hey, check mal die Doku.« (»Überprüfe doch bitte die Pflegedokumentation«)
- »Was sagt der Doc?«
- »Sexy socks (Stützstrümpfe)«
- »Wholesome (körperlich und emotionales Wohlbefinden)«.

Coole Sprache vermittelt: Hey, sieh mich! Komm in meine Welt – Du bist eine/r von uns. Oder sie vermittelt: »Das ist meine Welt, ich möchte nicht, dass Du meine (Geheim-)sprache verstehst.« Ob das immer gelingt? Entscheide Du und hinterfrage Deine eigene Sprache und die Wirkung Deiner Sprache.

Überlege Dir gut, mit welchem Sprachgebrauch welche Absicht verbunden wird. Sprache kann verstanden, aber auch nicht verstanden werden. Dir sollte bewusst sein: Mit Sprache machst Du auch ein Niveau deutlich – nicht nur das einer Fremdsprache.

11.3 Memes – kreative Kommunikationsvernetzer

Memes sind humoristische, satirische oder gesellschaftskritische kreative Neuschöpfungen von Wörtern, Bildern, Videos, Blogs, Texten oder ganzen Webseiten, die sich wie ein Lauffeuer über das Internet verbreiten. Dabei handelt es sich in der Regel um aussagekräftige Motive, die mit einem Text kombiniert werden – und so neue Bedeutungen erhalten. Memes beziehen sich in ihrer Entstehung zumeist auf aktuelle Ereignisse oder beliebte Serien und Filme. Ein Meme ist ein Schnipsel, das den Nutzer des Internets zum Lachen bringt[52]. Memes vernetzen Altersgruppen, Gleichgesinnte, Andersdenkende, Interessenvertreter, insbesondere der jungen Generation.

Das Köftespieß-Meme geht auf den deutschen Rapper Xatar[53] zurück. In einem ZDF-Kultur-Interview aus dem Jahr 2013 äußerte Xatar, dass er nach seiner Haftentlassung einen Köftespieß essen und dazu frischen Ayran trinken möchte. Damit wurde das Köftespieß-Meme als Symbol für Glück und Freude geboren. Der Köftespieß steht

[52] Vgl. https://www.bedeutungonline.de/meme/

[53] Wir distanzieren uns ausdrücklich von Diskriminierung, Rassismus, Gewalt und Rechtsradikalismus in Texten und Publikationen. Die Werke, das Leben und die Texte des Rappers Xatar möchten wir hier nicht bewerten. Wir führen Xatar hier nur als Beispiel für die Entstehung von Memes auf.

für die einfachen Dinge, die sehr glücklich machen. Denn die einfachen Dinge wertzuschätzen, macht glücklich[54].

Info

Ein Meme (ausgesprochen »mim«, Mehrzahl Memes) ist ein spezieller, kreativ geschaffener Bewusstseinsinhalt, der sich zwischen Menschen verbreitet. Meist handelt es sich dabei um einen kleinen Medieninhalt, der über das Internet verbreitet wird, wie ein Bild mit einer kurzen prägnanten Aussage. Es handelt sich um Gedanken, die geteilt werden und mit denen man interagiert.

11.4 Fuck umnutzen

Kennst Du Wörter, die einfach nur schrecklich sind und trotzdem häufig verwandt werden? Hast Du Lust darauf, eher unschönen Wörtern eine neue Bedeutung zu geben, sie sozusagen umzunutzen? Kennst Du das Wort Fuck? Ein scheußliches Wort – nutze es um!

Die Fuck-Sager brauchen:

F = Fortbildung, um sich weiterzuentwickeln, damit sie ihr Potenzial entdecken können,

U = Unterstützung durch Lob und Anerkennung, indem Du ihnen Kommunikation richtig vorlebst,

C = chillen, aber gemeinsam, pausieren, entspannen und über Gefühle und Erlebtes sprechen. Nutze das C also als Chance.

K = Kohärenz, also einen Gedankengang, der in sich logisch, zusammenhängend und nachvollziehbar ist.

Tipp

Versuche es: Nutze negative Worte in positive um. Dadurch setzt Du Dich bewusst mit Sprache und dem Nutzen bestimmter Wörter auseinander.

[54] Vgl. https://www.bedeutungonline.de/was-ist-das-koeftespiess-meme-xatar-bedeutung-erklaerung-definition/

11.5 No go: Ehrenpflegas

Mit dem Begriff »Ehrenpflegas« verantwortete die damalige Familienministerin Franziska Giffey eine sehr kontrovers diskutierte Marketingkampagne, um Auszubildende für die Pflegeausbildung nach dem Pflegeberufegesetz gewinnen zu können. Man gab sich bewusst jugendlich, sehr zum Unmut der wirklichen Jugendlichen, die sich damit nicht ganz ernst genommen fühlten. Die Pflegenden selbst waren eher verletzt und verärgert. Sie fühlten sich fachlich nicht anerkannt. Die Übertragung einer Sprachwelt in einen anderen Kontext kann leicht zu ungewollten Missverständnissen führen.

Beispiel **Von wegen »Ehrenpflegas«**

Pflegedienstleiterin Astrid empfand die Ehrenpflega-Kampagne mehr als ärgerlich: »Ich verstehe nicht, wie man mit diesem Slogan Auszubildende für den Pflegeberuf finden will. Wir haben uns über den Berufsverband an die Ministerin gewandt und uns beschwert. Wir sind entsetzt, warum mit der Sprache aus dem Film »Fuck ju Göhte« für den Pflegeberuf geworben wird. Ich bin der Meinung, diese Sprache ist kontraproduktiv und vermittelt, dass wir eigentlich im Ehrenamt arbeiten. Das fehlt uns noch in der Öffentlichkeit.«

Wesentlich besser, doch auch immer wieder hinterfragt, gelingt es inzwischen, Menschen mit unterschiedlicher sexueller Orientierung zu bezeichnen. So ist LGBTIQ* ein Akronym aus lesbisch, gay (schwul), bisexuell, transgender, transsexuell, intersexuell, queer. Ein Begriff, der inzwischen sogar in der Politik und Gesellschaft angekommen ist. Die Europäische Kommission hat erstmals eine EU-Strategie zur Gleichstellung von lesbischen, schwulen, bisexuellen, Transgender-, nichtbinären, intersexuellen und queeren Personen (LGBTIQ) vorgestellt.

Nonbinary bezeichnet eine nicht binäre Geschlechtsidentität, kurz nichtbinär, nicht-binär oder non-binär, englisch nonbinary, kurz enby, als Sammelbezeichnung für Geschlechtsidentitäten aus dem Transgender-Spektrum, die sich nicht ausschließlich als männlich oder weiblich identifizieren, sich also außerhalb dieser zweigeteilten (binären) Geschlechterordnung befinden[55].

[55] Der Sprachgebrauch in diesem Kontext verändert sich inflationär und schnell. Die aufgeführten Beispiele hier erheben keinen Anspruch auf Vollständigkeit.

Die Ausprägung genderfluid (»fließend«) bewegt sich zwischen den Geschlechtern männlich–weiblich (oder weiteren), teils in wechselnder Ausformung oder veränderlich. Daneben gibt es Personen, die sich (zeitweise) gar keinem Geschlecht zugehörig fühlen und sich als agender (»ungeschlechtlich«) oder neutral definieren[56].

Tipp

Hinterfrage die Wirkung Deiner Sprache und nutze eine verständliche Sprache im Pflegeberuf. Deine Dir anvertrauten Menschen sind auf eine gute Verständigung und auf Verstehen können angewiesen. Zuhören und wertschätzen sind die Schlüssel für eine gelungene Kommunikation.
Trainiere und optimiere Deine Pflege-Fachsprache. Beginne damit, dass Du überflüssige Worte wie »eigentlich«, »aber« und »nett« aus dem Wortschatz verbannst.

[56] Die Aufzählung ist nicht abschließend, soll nicht diskriminieren und soll vielmehr auf die Chancen von Diversität hinweisen.

12 Covid-19-Pandemie – Treiber für Wortneuschöpfungen und Interaktionskatastrophen

Das abschließende Kapitel zeigt ein weiteres Beispiel dafür, wie schnell sich Sprache und Kommunikationsmethoden verändern können, entsprechend sich ändernder gesellschaftlicher Ereignisse und Rahmenbedingungen. Die Corona-Pandemie bewirkte vielfältige Wortneuschöpfungen, Kommunikationsregeln, -verbote und Interaktionskatastrophen. Sie bescherte Kasernierung in Pflegeheimen und soziale Isolation. Verantwortliche suchten Auswege aus der Isolation, anstatt Kommunikation und Interaktion in Pandemiezeiten gleichermaßen sicherzustellen und zu fördern.

12.1 COVID-19 – Ein Virus verändert die Sprache

Das COVID-19-Virus hat uns eine Pandemie beschert, unser privates und berufliches Leben, die Medien und auch unsere Sprache verändert. Wir haben neue Begriffe lernen müssen: Ansteckungsangst, Ausgangsbeschränkungen, Ausgangssperren, Ausgangsverbote, Ausweispflichten, Coronaferien, Corona-Hysterie, Coronapartys, Covidioten, Exit-Strategien, Flatten the Curve und eine neue Generation C. Wörter wie Heimisolation, Heimquarantäne, Kontaktbegrenzungen und Kontaktbeschränkungen erlangten Bedeutung. Begriffe wie Impfling, Impfluencer, Impfneid, Impfscham, Impfdrängler und Infodemie, Home-Office, hybrider Unterricht, Immunitätsausweis, Kontaktsperre und Kontaktverbot haben unseren Alltag erobert.

Tipp
Unter bedeutungsonline.de findest Du eine Vielzahl von Wortbedeutungen: https://www.bedeutungonline.de/typisch-deutsche-stereotype-kultur-und-eigenheiten-liste/

12.2 COVID-19 – Ein Virus verändert die Pflege-Kommunikation und Interaktion

Pflegende wurden während der Pandemie als »Alltagshelden« bezeichnet. Sie arbeiteten weiter, trotz Krise, Ansteckungsgefahr, zweifelhafter Eindämmungsmaßnahmen und Mundschutzpflicht. Alltagsheld*innen riskierten ihre Gesundheit und ihr Leben. Sie mussten jeden Tag raus. Für Alltagsheld*innen gab es weder Home-Office noch Kurzarbeit. Ganz im Gegenteil: Alltagsheld*innen arbeiteten mehr als vor der Krise. Mehrarbeit und Sonntagsarbeit wurden angeordnet, Impfpflicht diskutiert und Urlaub gestrichen. Über Pflegende wurde viel berichtet, aber es wurde nicht mit ihnen kommuniziert.

Kommunikation hat eine unsagbar hohe und elementare Bedeutung, insbesondere in Zeiten der Pandemie und insbesondere für Pflegende und zu pflegende Personen. Bei der Frage, ob der Mensch ein Recht auf Kontakt und Kommunikation hat, berühren wir unwillkürlich die Menschenrechte und die Frage auf das Recht auf kulturelle und soziale Teilhabe. Insbesondere waren und sind hier ältere Menschen und Kinder betroffen. Sind Menschen institutionalisiert, wie z. B. in Alten- und Pflegeheimen, so hat uns die Corona-Pandemie gezeigt, wie unbedacht und rigoros mit dem Recht auf Kommunikation und soziale Teilhabe umgegangen wurde. Durch strenge Hygienevorschriften kam es zu Interaktionskatastrophen, zur Isolation für alte Menschen mit Pflegebedarf, zum Rückfall in »satt und sauber«, zu Situationen des schweigenden Abwartens kommen, bis Kommunikation und soziale Teilhabe wieder erlaubt werden.

Beispiel **Corona und die Folgen**

Eine uns bekannte 99-Jährige erhielt wegen Corona ein Jahr lang keinen Besuch von Angehörigen und Freunden, die dies mit Sorge um Ansteckung oder Einhaltung von Verboten rechtfertigten. Das letzte Kommunikationsmittel, ein Telefon für Menschen mit Schwerhörigkeit, war bei Pflegehandlungen vom Tisch gefallen und konnte über zwei Monate nicht repariert werden. Die Pflegenden fühlten sich nicht zuständig und überlastet und ein Dienst von außen konnte nicht in die Pflegeeinrichtung kommen. Der Hörgeräteakustiker, der das Telefon seinerzeit zum Hörgerät gesponsert hatte, fühlte sich für das Telefon nicht zuständig, die Hörgerätefirma konnte kein neues Telefon anbieten (die Folge an unglücklicher Verkettung nahm kein Ende). Im Grunde bewirkte die Pandemie Scheinbegründungen, warum die 99jährige Bewohnerin des Altenheims von der direkten face to face und der Telekommunikation abgeschnitten war. Der Bedeutung an kultureller und sozialer Teilhabe und dem Recht auf Kommunikation wurde keine Beachtung beigemessen.

Alte Menschen wegzuschließen und von jeglicher Kommunikation und sozialer Teilhabe zu distanzieren, ist unverantwortlich. Alte Menschen, Menschen mit Behinderungen, unterstützungsbedürftige Menschen aller Altersgruppen dürfen nicht in Zimmer und Isolation verbannt werden.

Beispiel **Astrid und Yoko reden über Corona**

Die Pflegedienstleiterin Astrid denkt an den Sommer 2020 zurück: »Wir hätten den Senior*innen im Pflegeheim wesentlich mehr Kommunikation nach draußen ermöglichen müssen und können. Aber wir waren gefangen in Vorschriften und Verboten. Wenn heute wieder eine Pandemie ins Haus steht, so wären wir sensibler.«
Pflegeschülerin Yoko war im Sommer 2020 in der ambulanten Pflege eingesetzt. Ihre Erinnerungen sind etwas positiver: »Erst hieß es zwar, wir Pflegeschüler*innen müssten den Einsatz ganz abbrechen und zurück zum Ausbildungsträger oder in die Schule, da wir mögliche Keimträger in die Haushalte sind. Dann konnte ich den Einsatz aber doch fortsetzen. Ich muss sagen, den zu Pflegenden in der Häuslichkeit ging es noch gut im Vergleich zu denen im Krankenhaus und im Pflegeheim. Sie hatten ihr soziales Umfeld nach wie vor um sich. Sie hatten ihre Kommunikationspartner*innen wie vor der Pandemie. Wir müssten in der stationären Langzeitpflege an menschengerechten Wohnmodellen arbeiten. Hierzu müsste auch die Politik beraten werden.«

Gute Kommunikation vermittelt Sicherheit und Lebensqualität. Krisen vermitteln Unsicherheiten. Wenn Unsicherheiten nicht gut kommuniziert werden, weder durch Medien und Politiker noch andere Personen, entstehen noch größere Unsicherheiten und die Vertrauensverluste nehmen zu.

Die Bedeutung der Kommunikation gewann während der Pandemie eine noch intensivere Bedeutung, analog sowie digital. Die Verachtung und Nichtbeachtung von Menschenrechten haben in aller Regel mit Kommunikation und Interaktion zu tun. Die Kommunikationswissenschaft sagt, dass der Mensch kommuniziert, um Sicherheit zu erlangen. Sicherheit gewinnt er durch Feedback. Beim Wegschließen und der Isolation von Menschen ging es nie um Wertschätzung. Satirisch nachgefragt: Welchen Sinn machen Besuchsverbote im Hospiz?

Was wünschen sich Pflegende zur Verbesserung ihrer Arbeitsbedingungen? Es heißt zwar immer, Pflegende wünschten sich bessere Bezahlung. Tatsächlich aber wünschen sich die Vielzahl der Pflegenden einen Mitarbeitenden mehr – in jeder Schicht. Sie wünschen sich Mitarbeitende, die es wirklich gibt – keine Stellen, sondern real Mitarbeitende und bessere Rahmenbedingungen. Sie wünschen sich Wertschätzung durch tatsächliche Anerkennung, nicht nur durch machtgeleitetes Lob. Wertschätzung beginnt mit Selbstwertschätzung und ist eine Führungsaufgabe. Pflegende wünschen sich weniger Bürokratieaufwand und Führungspersonen die tatsächlich zuhören, sie wünschen sich Betriebsfeiern und Erholungszeiten nach Mehrarbeit. Insbesondere wünschen sich Pflegende Politiker und Behörden, die unterstützen, fördern und Pflegenden Autonomie in professionellem Handeln zugestehen, anstatt zu kontrollieren und zu verbieten. Pflegende wünschen sich, dass feindselige Unterstellungen aufhören. Pflegende wünschen sich eine gewaltfreie interdisziplinäre Kommunikation auf Augenhöhe.

Tipp

Erkenne und achte den Wert der Freiheit und das Recht auf Kommunikation, Interaktion und soziale Teilhabe für Dich und Deine zu pflegenden Menschen. Unterschätze das Bedürfnis nach Kommunikation, Interaktion und soziale Teilhabe nicht, sondern schätze es wert und realisiere adäquate Angebote.

13 Wir rekapitulieren – Deine Zusammenfassung

In diesem Buch konntest Du erfahren:

1. dass zwischen Reden, Hören, Verstehen und Fühlen untrennbare Zusammenhänge bestehen, die Dich in der Kommunikation beeinflussen.
2. welch große Bedeutung Kommunikation für die Beziehungsgestaltung im Pflegeberuf hat. Pflege ist Kommunikation und Kommunikation ist Deine Basis, um Beziehung herstellen zu können.
3. dass die Subjektivität des eigenen Denkens zumeist den allgemeingültigen Regeln untergeordnet ist und Dein Beziehungsohr in der Kommunikation zum Fallstrick werden kann.
4. dass aktives Zuhören mehr ist als aufmerksames Hören von Wörtern,
5. dass Dein starres Selbstkonzept zum fluiden Selbstkonzept werden kann. Frage Dich: Wohin möchtest Du Dich entwickeln?
6. dass Toleranz, Akzeptanz, Respekt und Wertschätzung Deines Gegenübers Deine Begleiter und die Basis für Deine starke Kommunikation bilden,
7. dass Du mit dem Drei-E-Kommunikationsmodell praktisch üben kannst, indem Du in den Schritten Emotion, Empathie und Ergebnisorientierung vorgehst, anstatt ausschließlich den Sachkern zu fokussieren,
8. dass Dich Kommunikationstypen herausfordern, aber auch Deine Kommunikationskompetenz erweitern,
9. dass Du mit Kommunikation führen und Respekt zeigen kannst,
10. dass Du mit Selbsttests überprüfen kannst, wie stark Deine Kommunikation ist und wie weit Du Deine Pflegeprofessionalität optimiert hast,
11. dass Du mit Entwicklungssätzen starke Kommunikation üben kannst,
12. dass sich Sprache mit Generationen, Trends und Gruppen ändert und Du trotz Trends und Codierungen in Deiner Sprache verständlich und entsprechend Deiner Zielgruppen kommunizieren solltest,
13. dass eine Pandemie Sprache und Kommunikations- und Interaktionsstrukturen ändern und verursachen kann und dass das Recht auf Kommunikation und soziale Teilhabe nicht missachtet werden darf.

Tipp

Vermeide Selbstüberschätzung, Hybris, Zügellosigkeit, Überheblichkeit und Hochmut. Erkenne die Subjektivität Deiner Wahrnehmung an und genieße eine angemessene Bescheidenheit. Übe Respekt, Wertschätzung und Anerkennung aller Menschen und folge der Idee des Guten im Menschen.
Prüfe Deine Kommunikation danach, ob sie allgemeingültig richtig und übertragbar wäre. Aber: Schwächen und Fehler sind menschlich, verleugne diese nicht.
Vermeide den Satz: »Ich habe es nur gut gemeint.«
Arbeite am eigenen Selbst. Führe und kommuniziere aktiv und voller Respekt, Achtsamkeit und Wertschätzung für den anderen.
Nach langer Ausbildung und langem Studium solltest Du nicht aufhören zu lernen und zu hinterfragen. Eine Antwort schließt eine Tür, eine Frage öffnet eine Tür.

Nun starte ins Training:

Überlege:

- In welchen Bereichen ist Dein Entwicklungspotenzial am größten?
- Was motiviert Dich am meisten bei der Entwicklung Deines Selbstkonzeptes?
- Realisiere die Wirkungen Deiner Kommunikation.

Yoko resümiert: »Für mich hat es sich gelohnt, mehr über meine Kommunikation und deren Wirkung zu erfahren und ich möchte an meinem Selbstkonzept weiterarbeiten.«

Literatur

Bartholomew K (2009): Feindseligkeit unter Pflegenden beenden. Wie sich das Pflegepersonal gegenseitig das Leben schwer macht und den Nachwuchs vergrault - Analysen und Lösungen. Hogrefe, Göttingen.

Blanchard K, Oncken W Jr., Burrows H (2002): Der Minuten Manager und der Klammer-Affe. rororo 14/2002. Reinbek bei Hamburg.

Cordini M (2015): Monkey-Business. Wo sitzen die Affen in Ihrem Unternehmen? https://managementwissenonline.de/artikel/monkey-business

DNQP (2021) Expertenstandards Pflege. https://www.dnqp.de/expertenstandards-und-auditinstrumente/

Galtung J (2003): Cultural Peace: Some Characteristics. Transcend Articles Database./ trancend.org

Hannawa A (2018): Saccia – Sichere Kommunikation. Fünf Kernkompetenzen mit Fallbeispielen aus der pflegerischen Praxis. De Gruyter, Berlin.

Hurrelmann K, Richter M (2013): Gesundheits- und Medizinsoziologie. Eine Einführung in sozialwissenschaftliche Gesundheitsforschung. Beltz Juventa, Weinheim und Basel.

Karpman S (1968): Fairy tales and script drama analysis. Transactional Analysis Bulletin 7 (26), S. 39–43.

Kitwood T (2019): Demenz – der personenzentrierte Ansatz im Umgang mit verwirrten Menschen. Hogrefe, Göttingen.

Kriesten U (2019): Kollegiale Fallberatung - Professionelle Pflegekompetenz optimieren: Ein Lehr- und Praxishandbuch. Schlütersche, Hannover.

Kriesten U (2021): Praxisanleitung – gesetzeskonform, methodenstark & innovativ. So setzen Sie das Pflegeberufegesetz praktisch um. Schlütersche, Hannover.

Leymann H (1993): Mobbing: Psychoterror am Arbeitsplatz und wie man sich dagegen wehren kann. Rororo, Reinbek bei Hamburg.

PflAPrV (2018) Ausbildungs- und Prüfungsverordnung für die Pflegeberufe vom 2. Oktober 2018. In: Bundesgesetzblatt Jahrgang 2018 Teil I Nr. 34, ausgegeben zu Bonn am 10. Oktober 2018.

Rogers CR (1973): Entwicklung der Persönlichkeit: Psychotherapie aus der Sicht eines Therapeuten. Klett-Cotta, Stuttgart.

Rosenberg MB (2012): Gewaltfreie Kommunikation, Eine Sprache des Lebens. Junfermann, Paderborn.

Schlegel L (2002): Handwörterbuch der Transaktionsanalyse. Sämtliche Begriffe der TA praxisnah erklärt. 2. Aufl. Herder, Freiburg im Breisgau.

Schmidbauer W (1992 a): Wie Gruppen uns verändern – Selbsterfahrung, Therapie und Supervision. Kösel, München.

Schmidbauer W (1992 b): Hilflose Helfer: Über die seelische Problematik der helfenden Berufe. Rowohlt, Reinbek bei Hamburg.

Scholz H (2021): Das Pippi Langstrumpf Syndrom: Schöner handeln in der eigenen Realität. https://zukunftdeseinkaufens.de/pippi-langstrumpf-syndrom/, Zugriff 14.06.21

Schulz von Thun F (1996): Miteinander Reden 1, Störungen und Klärungen. Sachbuch Rowohlt Verlag, Reinbek bei Hamburg.

Schulz von Thun F (1997): Miteinander Reden 2, Stile, Werte und Persönlichkeitsentwicklung. Rowohlt, Reinbek bei Hamburg.

Schulz von Thun F (2011): Miteinander reden: 1, Störungen und Klärungen. Allgemeine Psychologie der Kommunikation. Sachbuch Rowohlt Verlag, Reinbek bei Hamburg.

Thomas C (2020): Reaktanz - Blindwiderstand erkennen und umnutzen: 7 Schlüssel für ein besseres Miteinander. Adeo Verlag, Asslar.

Register